中国总药师制度的探索与实践

主　编｜刘丽宏

副主编｜安卓玲　赵志霞

编　委｜（以姓氏笔画为序）
马　卓　刘丽宏　闫　岩　安卓玲
林美同　赵志霞　裴　婕

人民卫生出版社
·北　京·

图书在版编目（CIP）数据

中国总药师制度的探索与实践 / 刘丽宏主编. — 北京：人民卫生出版社，2020.12

ISBN 978-7-117-30855-7

Ⅰ.①中…　Ⅱ.①刘…　Ⅲ.①药剂师－工作制度－研究－中国　Ⅳ.①R192.8

中国版本图书馆 CIP 数据核字（2020）第 214059 号

| 人卫智网 | www.ipmph.com | 医学教育、学术、考试、健康，购书智慧智能综合服务平台 |
| 人卫官网 | www.pmph.com | 人卫官方资讯发布平台 |

中国总药师制度的探索与实践
Zhongguo Zongyaoshi Zhidu de Tansuo yu Shijian

主　　编：刘丽宏
出版发行：人民卫生出版社（中继线 010-59780011）
地　　址：北京市朝阳区潘家园南里 19 号
邮　　编：100021
E - mail：pmph @ pmph.com
购书热线：010-59787592　010-59787584　010-65264830
印　　刷：中农印务有限公司
经　　销：新华书店
开　　本：850×1168　1/32　印张：4.5
字　　数：90 千字
版　　次：2020 年 12 月第 1 版
印　　次：2020 年 12 月第 1 次印刷
标准书号：ISBN 978-7-117-30855-7
定　　价：38.00 元

打击盗版举报电话：010-59787491　E-mail：WQ @ pmph.com
质量问题联系电话：010-59787234　E-mail：zhiliang @ pmph.com

习近平总书记在党的十九大报告中提出，实施"健康中国"战略，为人民群众提供全方位全周期健康服务。药师及其提供的药学服务是全方位全周期健康服务中不可缺少的重要组成部分。

国家启动新一轮医药卫生体制改革，公立医院破除"以药补医"，全面实施取消药品加成政策，医院对药学部门的要求从关注创收转变为关注药品成本控制，由被动药品供应保障向主动提供优质药学服务方向发展。尽管药品实行零差率销售，但其占医院成本支出高、比重大，在总额预付、疾病诊断相关分组（DRGs）等医保支付制度改革下，仍是医院运营管理中不可忽视的环节。药品加成政策的转变，对于处于药品改革中心、承担药品采购供应、处方调剂为工作重点的医院药师队伍来讲，必须适应发展需求，寻求转型应对，药师的转型决定了过去围绕以药品为中心的医院规划与运行机制、药事管理体系、药学服务模式、药学人员队伍建设都将随之发生重大变化，这也促使药师管理制度必然进行相应的改革，未来的医院管理需要更加权威化、专业化的药师管理制度。

2013 年 7 月，北京朝阳医院在全国率先建立医院总药师制度，总药师作为医院班子成员，参与医院规划管理，全面负责医院药事管理工作。2016 年 2 月 6 日，北京市印发《北京市城市公立医院综合改革实施方案》，提出探索建立总药师制度。2016 年 12 月 27 日，国务院发布《"十三五"深化医药卫生体制改革规划》，从国家层面提出探索建立医院总药师制度。2017、2018 年连续两年的全国药政工作会议提出，鼓励有条件的地区继续推进医疗机构总药师制度试点工作。在国家卫生健康委员会药政司指导下，截至 2019年年底，北京、广东、山东青岛、陕西宝鸡等省市先后开展了总药师制度试点工作，带动了药师队伍建设，促进了药学服务模式转变，提高了合理用药水平，有助于医疗机构药品费用控制和绩效考核，为医院管理和药学事业发展注入了新的动力，受到了社会普遍关注。地方实践探索表明，总药师制度是新一轮医改过程中的重大制度创新，为构建现代医院管理制度注入了新鲜活力。

2018 年 9 月，我们牵头联合全国部分医疗机构近百位药学及管理专家编写发表了《中国总药师制度专家共识（2018）》，近几年参与总药师制度试点的各级各类医疗机构越来越多，为进一步从理论和制度层面完善和丰富总药师制度提供了实证研究。

我们现将收集到的全国各地总药师制度试点思路、做法与效果一一进行梳理概括，并尝试从理论和制度层面进行归纳总结，编写了《中国总药师制度的探索与实践》，全书共分为四章：第一章是医院管理制度与药学服务，介绍了国外医院管理制度和药学服务发展现状及我国医院管理制度和医院药学服务的发展历程与趋势。第二章是中国总药师制度，介绍了总药师制度产生背景、必要性、定义、职责，总药师的定位及其需要处理的几个关系。第三章是总药师制度的实施现状，介绍了总药师制度试点开展情况，以及试点实施案例的介绍。第四章是总药师制度的实施评价及展望，对各省试点制度进行了工作访谈，并对实施情况作了详细对比，总结了各地试点的工作经验与特色，分析了总药师制度的阶段性成果和存在的问题，并对总药师制度的未来发展提出了设想。

本书力图记载中国特色的总药师制度从无到有、从实践到理论再到实践的探索历程，既是对这一医改时期药学人不畏艰辛、勇于探索历史实践的记载，也是为未来的医院药师制度改革提供参考和借鉴，不负药学工作者的初心使命。

本书第四章附有总药师制度调研表，请您填写之后将表格发给我们 zongyaoshi@126.com，我们期待通过此次调研，获得对总药师制度更为全面的认识，以期给读者再次呈现。

总药师制度试点作为新生事物仍处于探索阶段，各地特色做法不一，由于时间较为仓促、能力有限，在编写过程中，难免存在纰漏和错误，敬请读者批评指正。

编写组

2020 年 5 月

目录

第一章

医院管理制度与药学服务

第一节

国外医院管理制度和药学服务

尽管欧美及亚洲发达国家的社会制度、经济结构和发展程度存在差异，但为了实现医院规范化、精细化、科学化的管理，提高公立医院的医疗服务效率与质量，降低医疗成本，满足患者需求，普遍在"管办分开"和"医药分开"管理体制的基础上，建立了权责清晰、管理科学、治理完善、运行高效、监督有力的现代医院管理制度。

"管办分开"是对公立医院的举办政策和对其他医院的监管政策分开，不同类型的医院承担不同的职责，赋予不同的政策要求，采取不同的监管手段。对于公立医院，采取行政、经济、法律手段相结合，外部治理和内部治理相结合的办法；对于其他医院，主要采取行业管理和外部治理的办法。

"医药分开"是将医疗和用药分开，降低医疗及药品费用。目前国际上实行"医药分开"的国家主要有两类，一类是已经实行了"医药分开"的国家，例如英国、美国、法国和澳大利亚等；另一类是正在开展"医药分开"或者没有完全分开的国家，例如日本、新加坡等地正在不同程度地探索实施"医药分开"。

现代医院管理制度是在以健康为中心的公益性导向下，政府、所有者代表与医院在新型公共治理体系框架中形成的责权利制度关系，以及医院对内部运行机制的设计 [1]，其内涵包括医院外部政府治理制度和医院内部运行管理制度 [2]。

医院外部政府治理制度主要是明确政府与医院之间的权责边界，以及医院与市场和社会之间的关系而制定的相关法律法规与政策，例如产权与出资人制度、政府补偿与支付制度、医疗资源配置及社会多元监管制度等，其重点是不断完善医院管理体制，保持医院正常运行。医院内部运行管理制度是医院人力、财务、技术、管理架构等方面的规则和章程，例如医院法人治理制度、学科人才制度、薪酬激励制度、财务管理制度、医疗质量安全管理制度等，其核心是医院法人治理结构 [3]。

发达国家的医院管理制度较为完善，对于我国医院管理制度的完善发展具有一定的参考和借鉴意义。本书梳理了英国、美国、法国、澳大利亚、日本和新加坡的医院管理制度的现状，对"管办分开"和"医药分开"的管理体制下的医院内部治理结构进行归纳，同时简要介绍各国医院管理制度下的药师及药学服务现状。

一、英国

1948 年，英国政府将医院收归国有，公立医院占 95% 以上，政府既是卫生服务的提供者，又是购买者，政府实行计划管理，当地卫生局管辖出资支付卫生服务，医院无自主权。由于公立医院被完全垄断，缺乏竞争导致医疗服务效率和质量低，不能满足患者需求。为改变上述弊端，20 世纪 90 年代，英国发起公立医院改革，采取"管办分离"思路，引入"内部市场"机制和建立公立医院法人治理机制。政府转变卫生行政部门职能，由原来直接组织医院提供医疗服务，分配医疗经费，参与医院运营决策转变为监管医院的服务质量、安全和财务，将公立医院转变为具有一定独立性的法人实体——国家卫生服务体系信托医院（NHS Trusts）。医院原有资产的使用权和收益权归信托医院，英国财政部是信托医院的出资者[4]。

英国公立医院内部治理结构是董事会、医院总经理以及职能机构组成的决策和指挥体系[5]。董事会是医院的决策机构，由首席执行官（院长）、财务主管、医师主管、护士主管、医院服务区内的居民和医院利益相关方，包括医院支付方、地方政府和当地医院学委派的人员共同组成。首席执行官（院长）由董事会通过公开招聘的方式选拔任命，并负责医院具体运营工作，执行董事会的决策。下设医务、人事、财务和护理部主管，由首席执行官（院长）、董事会主席与非执行董事共同任命。首席执行官（院长）基本是管理、经济、法学专业的专职管理者，各部门主管也必须具有管理硕士学位或通过管理课程学习与考核后才能担任。医院的医师组织直属于董事会管理，首席执行官（院长）仅管理医师以外的行政职能部门，医院经营与管理问题通常由医师组织的代表和医院行政部门管理者共同协商解决。

英国实行了"医药分开"，药品购销独立于医院和医师之外，诊所和医院不设门诊药房。医师负责诊疗和开具处方，药师负责处方审核，确认患者是否需要用药或调整药物。患者凭医师处方可在任何一家药店取药，慢病患者可由有处方权的社区药师连续处方 3 次（每次 1 个月用量）。英国的药师分为社区药师和医院药师，具有部分处方权，可在患者病情稳定且需要长期使用药物的情况下，对患者进行用药剂量的调整或开具特定疾病的常用药物。社区药师主要在初级卫生保健和社区公众健康方面发挥作用，提供基础、高级和强化三个层级的药学服务。医院临床药师则主要承担药学查房、入院沟通、医嘱审核、出院用药教育、药师门诊、临床用药规范和医疗机构药品处方集的制定等工作 [6]。

二、美国

20 世纪 70 年代，为了提高公立医院医疗服务效率和质量，美国地方政府不再作为医疗服务的提供者，而是成为医疗服务的监督者，主要在医疗质量、设施、服务项目和费用等方面对医院进行监督。

20 世纪 80 年代，美国公立医院借鉴公司治理结构的特点，医院内部形成由董事会、首席执行官（院长）和医务人员组成的治理结构，实行董事会领导下的院长负责制。董事会是医院的决策机构，成员由来自不同阶层、职业和社会背景的人员组成，如工商界人士、大学教授、退休政府官员等。公立医院的董事长及大部分董事由政府任命，少数董事通过医院所在地社区民主选举产生。医院董事会的职责主要包括：参与医院的战略规划；审批医院重大人事与薪酬政策和财务政策；聘任和考评医院院长；审批医院年度财务预算；监督医院资源使用情况；对医疗服务质量负责。首席执行官（院长）由董事会进行任命和聘任，全面主持医院各项管理工作并对董事会负责。医疗、护理、行政、财务副院长在日常管理中协助首席执行官开展工作。医院下设医疗执行委员会与行政执行委员会。医疗执行委员会下设内科、外科、急诊、药事、感染控制、质量控制等委员会；行政执行委员会下设空间委员会、采购委员会等。医院运行中的相关问题必须由相关委员会反映，各委员会接受、整理、讨论、提出建议再上报院务会审议通过 [7]。

美国是实行"医药分开"比较早的国家，公立医院和诊所不设门诊药房，门诊药房被社会连锁药店取代，医师有处方权，需在医疗保险公司列举的药品目录中给患者开药，医师与药品之间不存在直接的利益联系，药品福利管理系统（pharmacy benefit management，PBM）对医师的处方发挥约束和监督作用。患者凭处方在社会药房取药，社会药房有完善的药物信息系统，可以保证药师对患者进行准确的用药指导，医院的临床药师给每位出院患者打印详细的出院用药指南，并在出院前与患者经常光顾的社会药房沟通有无所需药品，患者是否必须使用处方中的专利药品，患者用药过程中出现任何问题可与临床药师或社会药房药师沟通。

三、法国

法国由于人口老龄化加快，促使医疗费用增加，社会医疗保险资金入不敷出，同时公立医院运营效率低下。为了控制医疗成本，改善医疗服务质量，整合医疗资源，政府进行了公立医院改革。通过建立区域医院管理局和区域卫生局，与医院签订绩效管理合同，制定绩效考核标准，再根据合同完成情况进行财政拨款。

法国公立医院内部治理结构完善，集监督、决策和管理为一体，是董事会领导下的院长负责制。监事会由地方政府卫生主管部门、居民代表和医务代表构成，代表医院的所有者，主要监督董事会的决策，有权提名院长，审核与决策医院的重大事项。国家卫生行政主管部门对监事会提名的院长进行任免和考核。被提名者必须具备医院管理学历，并通过全国考试。董事会由医院院长担任主席，成员包括政府代表、医师代表、医院工会代表及居民代表，下设医师、护士和安全委员会等。董事会对医院的管理制度和规定作出决策，主要职责包括与区域卫生局建立协商和协调机制，制定财务收支策略和任命科室主任。

医院院长是医院法人代表，有较大的自主权，负责制订医院计划和管理医院的资源配置。医疗委员会由医师代表组成，负责改善医疗和护理质量，促进医疗研究和创新，并派代表担任董事会副主席。院长在医院专科发展与科室负责人任命等方面，必须得到医院医疗委员会的支持，此举增强了医学专家的话语权，形成对院长管理权力的制衡。医院内部实施"大科室管理"制度，"大科室"没有统一的标准和要求，各医院根据自身实际情况，按收治人群、服务类别或医疗技术等分类方式组建多学科配合的大科室，由大科室主任负责管理，科室主任由医院院长和管理委员会共同任命，是终身雇佣合同，与国家公务员相当，有权雇佣普通医务人员。普通医务人员一般是短期合同，多点执业，有自主性。医院在人员聘用、投资和新技术使用等管理制度上还需国家卫生主管部门批准[8]。

法国是较早实行"医药分开"制度的国家之一，医院只负责开具处方，患者持处方到药店购药，法国84.7%的药品通过药店销售，15.3%的药品由厂家直接销售给医院[9]。社区药房24小时为患者提供完善的药学服务。通过协议形式对医师使用非专利药品进行经济奖励，以达到降低药品费用在医疗费用中所占比例的目的。法国的药师分为社区药师和医院药师，具有处方权，其中社区药房药师对医师开具的处方在调配之前审查处方的适宜性，目的是让患者获得最佳药物治疗效果，同时也参与各种公共健康规划等工作。医院临床药师主要为住院患者调配发药，提供用药监护、用药建议及监测等药学服务。

四、澳大利亚

20世纪80年代，澳大利亚同样面临居民医疗服务需求增加，政府财政投入压力增大等问题。医疗服务费用增长较快，医疗服务效率和质量不高，可及性差等原因促使政府进行卫生体制改革。政府对公立医院实行宏观和间接的管理，通过成立医院理事会对医院实施监督管理，不直接干预医院的人员招聘、院长聘任、财务预决算、业务运行和内部分配。

澳大利亚公立医院治理结构是董事会领导下的院长负责制，董事长由州或领地的卫生部长任命，董事会作为政府代理人，对医院进行监督管理，其职能包括聘任院长，审查批准医院的年度工作计划和财务预决算，评价医院的运行状况和院长的工作业绩，争取和接受社会各界对医院的捐赠等。院长全面管理医院并对董事会负责，医院内部管理部门和医疗业务部门对院长负责。澳大利亚对医院高层管理者有较为严格的任职资格要求，院长应是职业化的管理人员，不涉及临床医疗工作。医院下设的行政、财务、医务和护理等部门，分别由专业人员负责管理。

澳大利亚是"医药分开"比较完善的国家，法律规定医院和诊所不能向患者售药，医疗机构与全科医生均不通过药品获得补偿，医师诊疗只收取诊疗费，患者到社会药房取药，纳入药品津贴计划内的目录药品由联邦政府支付主要费用，无论药品总价高低，患者最多支付 38.3 澳元，低收入患者最多支付 6.2 澳元 [10]。药师分为社区药师和医院药师，社区药师负责处方药的调剂与发药、社区就医转诊、慢病用药管理等业务。医院药师主要负责住院患者和出院带药工作，参与住院患者用药的全过程，收集患者用药信息，向医师、护士提供用药建议等。

五、日本

由于政府财政税收不足，人口老龄化导致医疗需求增长，公立医院服务效率低，医疗费用增长迅速等问题，日本通过公立医院独立行政法人化的方法来解决上述问题。

日本公立医院治理结构实行院长负责制。医院治理结构分为两种：一种是院内事务决策层，由院长、副院长领导下的诊疗部长、事务部长、护理部长组成的医院领导成员。另一种是院长直接领导，下设诊疗部长、助理医疗部长、护理部长、事务部长、研究部长、药剂部长、营养部长的管理体制。院长必须通过执业医师资格考试，具有执业医师证书，除了从事本专业工作以外，全面主持医院工作，掌握医院发展方向，决定医院政策方针；副院长由专家担任，协助院长工作或兼任诊疗部长，在业务上负责医疗、教学、科研工作。事务部长负责医院日常管理，事务部下设若干事务科。护理部长负责全院护理工作，实施垂直管理。日本医院为了规避院内的用药风险并降低用药成本，将药剂部、护理部、医疗部作为医院管理的重要决策部门，使药师和医师形成合作与相互制约的关系。

日本的"医药分开"比率由1974年以前不足1%发展至2017年的72.18%，近年来上升较为缓慢，一方面由于日本部分地区药店数量较少，医疗机构需保留院内药房满足部分区域患者用药需求，另一方面由于大病患者使用的药物副作用严重，需要医生持续观察，须在院内药房调配使用，所以当下仍有约30%的院内处方。日本医师仅开具处方，药师则根据医师处方调配药品并指导患者服药。政府通过设置"处方流出费"和"专业技术服务费"补偿医师权益，设置"基本调剂费"和"药品服用记录指导费"补偿药师权益，增强药师对药品处方干预力度，引导医师改变用药行为[11]。日本通过社会保险诊疗报酬支付基金会（国民健康保险联合会）作为第三方处方审核机构负责审核处方，并计算合规诊疗费用，向医保部门提出合规费用支付申请，医保部门将合规诊疗费用支付给该机构，由该机构将合规诊疗报酬支付给医疗机构[12]。

六、新加坡

由于老龄化人口增多，医疗费用增长，公立医院制度僵化和医护人员工作积极性低，导致新加坡的医疗问题复杂。为了在保持医疗可及性的同时提高公立医院积极性，政府对公立医院实行改革，医院自主管理和运行，卫生部成立医院控股有限公司（MOH Holdings）代表政府行使出资人权利，是卫生部唯一直接负责公立医院事务的机构，医院管理权从政府转移到公司和医院[13]。

重组后的医疗集团按公司法注册、公司化运作，所有权和经营权完全分离。由政府指定人员和其所有下属公司主席组成董事会，向公司唯一股东卫生部负责，按照股东要求为患者提供服务。董事会负责制订医院发展计划，按市场薪酬委任医院院长全面管理医院，实行董事会领导下的院长负责制。院长有充分的人事权、物权和财权，拥有对员工定职晋级、加薪、辞退等自主管理权[14]。

目前新加坡还未实现"医药分开"，医疗机构的药房是门诊患者照方取药、接受药学服务的主要场所，社区药房和药店处方量较少，药师在社区药房处方审核与指导合理用药等方面尚未充分发挥作用。患者在某一医院就诊后获得的长期药品处方，原则上可以在任何的医院药房或社区药店再次取药。由于接受政府医疗补贴的新加坡公民均须在指定的医院就诊方可享受补贴，若在其他医院药房或社区药店重配处方，则完全自费。因此大部分患者选择在指定医院就诊和持长期处方取药[15]。政府对医院药品实行全面干预，不允许在药品上获利，对医院药品一律采取零差价政策，医院药师主要通过设立药师门诊收取药学服务费。

七、总结

不同国家医院管理制度和药学服务既有相通之处，又各具特点。各国为了提高公立医院的积极性，降低医疗成本，政府专注于政策研究、制度制定、医疗服务监督和医院评价等宏观管理和行业监督。政府不干预医院的具体运营，通过所有权、监督权、决策权、经营权的分割与制衡实行"管办分开"，明确所有者与经营者之间的权利与责任关系，授予医院独立经营的自主权。

上述国家大部分已实施"医药分开"，公立医院医疗服务补偿机制、国家药品目录、药品采购标准、药师岗位体系和药学服务内容的建设均相对完善。通过梳理，我们发现药师队伍作为一个相对独立的体系保证患者用药的安全性和合理性，社区药师主要承担了慢病管理和疾病预防等卫生保健的工作，医院药师的工作范围主要以住院患者用药为主，专注于提供临床药学专业性服务。**在医院治理结构中，传统意义上的非临床专业药师权威人士大多以药师委员会的形式，在医院医学、护理、风险管理、法律和行政机构管理等方面提供专家建议，并未进入到医院管理决策层，参与医院的全面管理工作。**

第二节
中国医院管理制度和药学服务发展历程与趋势

随着经济社会的发展、人民需求的改变和制药工业的发展，我国医院管理制度和医院药学服务发展分别经历了以下过程。

（一）医院管理制度

中华人民共和国成立初期至 20 世纪 80 年代初是我国医院发展初期，在社会主义计划经济体制下，这一时期医院管理处于党委领导时期。在 1957 年 12 月召开的全国医院工作会议明确提出实行"党委（支部、总支）为核心的集体领导下的分工负责制"[16]。公立医院由卫生行政部门管理，卫生行政部门既是出资方，又承担监督管理职责。医院管理者由政府委任，主要执行上级领导部门的指令，医院效仿政府内部的管理体制和运行机制。政府对医院所需经费进行全额补助，实行低医疗收费标准、低药品价格和低职工工资的"三低"政策。此时期的所有权、监督权、决策权、经营权未割裂，治理决策权高度集中，医院缺乏管理自主权和灵活性，存在医院管理运行效率低和公共卫生质量低的问题。

20 世纪 80 年代末至 21 世纪初期，为进一步适应改革开放形势发展的需要，这一时期医院管理处于医院管理院（所、站）长负责制时期。1982年卫生部在《全国医院工作条例》中规定医院实行党委领导下的院长负责制，院长负责医院行政与业务的领导工作，副院长在院长领导下分管相应的工作。1985年《关于卫生工作改革若干政策问题的报告的通知》对公立医院进一步明确：各级卫生机构要积极创造条件实行院、所、站长负责制；院长接受党委的领导，重大事项提交党委会讨论决定；党委书记支持院长工作，使院长有职有权。在此之后，院长开始全面负责医院的建设发展，党委发挥政治核心的作用，职工代表参与民主管理。2000年3月，中组部、人事部、卫生部联合发布的《关于深化卫生事业单位人事制度改革的实施意见》指出，卫生事业单位实行并完善院（所、站）长负责制，要充分发挥党组织的政治核心和监督保证作用。在此时期，公立医院开始更多关注并采用内部分配和激励制度促进医院发展。

2009年，为了解决"看病难""看病贵"和"以药养医"的问题，医院管理进入党委领导下的院长负责制时期。2009年3月17日，中共中央、国务院发布《关于深化医药卫生体制改革的意见》，提出"加快推进基本医疗保障制度建设，初步建立国家基本药物制度，健全基层医疗卫生服务体系，促进基本公共卫生服务均等化，推进公立医院改革试点"五项重点改革任务，开启新一轮医药卫生体制改革，设立"有效减轻居民就医费用负担，切实缓解'看病难、看病贵'问题"的近期目标,以及"建立健全覆盖城乡居民的基本医疗卫生制度,普遍建立比较完善的公共卫生服务体系和医疗服务体系,比较健全的医疗保障体系,比较规范的药品保障体系,比较科学的医疗卫生机构管理体制和运行机制,形成多元办医格局,人人享有基本医疗卫生服务,基本适应人民群众多层次的医疗卫生需求,人民群众健康水平进一步提高"的长远目标。

公立医院作为我国医疗服务体系的主体,承担着大部分的医疗服务工作,并在科研教学和应急响应等公共卫生方面发挥着引领和示范作用。2010 年 2 月,卫生部等五部门发布《关于印发公立医院改革试点指导意见的通知》,要求改革公立医院管理体制、运行机制和监管机制,按照政事分开、管办分开、医药分开和营利性和非营利性分开的要求,完善医院法人治理结构,解决"以药养医"等问题,实行党委领导下的院长负责制,院长全面负责医院医疗、教学、科研和行政管理工作。

2017 年 7 月,国务院发布《关于建立现代医院管理制度的指导意见》,明确提出实行党委领导下的院长负责制,院长全面负责医院医疗、教学、科研和行政管理工作,落实公立医院的自主权。充分发挥专家作用,组建医疗质量安全管理、药事管理等专业委员会,对专业性、技术性强的决策事项提供技术咨询和可行性论证。2018 年 6 月,中共中央办公厅印发《关于加强公立医院党的建设工作的意见》,明确了党委等院级党组织把方向、管大局、作决策、促改革、保落实的领导作用及党委的九项职能，明确院长在医院党委领导下，全面负责医院医疗、教学、科研、行政管理工作，理清了行政权力与党委权力，推动建立决策权与执行权相分离的现代医院管理制度。

（二）医院药学服务

中华人民共和国成立初期至 20 世纪 80 年代，医院药学服务主要处于供应药品时期。全国范围内存在药品规格和剂型不全、供不应求的问题，难以满足医院对于药物治疗与及时供应的需求。药学部门更多地解决药品有或无的问题，保障药品供应，药师所开展的工作也主要局限在采购、调剂、制剂及药品检验等方面，大致分为以调剂业务为主的阶段和以制剂业务为主的阶段。

以调剂业务为主的阶段：20 世纪 50 年代，我国医院药学主要业务是按方调配，许多药典的方剂需要临时进行混合、称量、分包、装袋、书写服用说明并检查后才能发出，液体药的处方也要临时配制。60 年代以后，随着门诊患者的增多，原有的配方调剂无法满足患者需求，协定处方配药应运而生，医师开具协定处方，药师按协定处方规定预先配制、分装与包装，减少患者等候时间，提高工作效率。上述工作具有很强的重复性，工作量大且占用大量时间，对药师的专业技能要求不高。

以制剂业务为主时期： 20 世纪 60 年代后，为满足临床用药需求，医院制剂从小规模到大规模，从基层医院到大型综合性医院都设立制剂室。西药制剂主要生产用量少、稳定性差、效期短、利润率低但疗效确切的药物，以及市场上没有供应的品种。中药制剂以医院特色方剂研制的制剂为主。为了配合临床开展的中西医结合工作，药学部门开展中西医结合的复方制剂的研制，进行中药有效成分提取，中药片剂、丸剂及注射剂等的制药与工艺改良，以此弥补当时市场供应的不足 [17]。

20 世纪 80 年代至 21 世纪初我国医院药学服务开始进入临床药学的发展时期。1981 年，卫生部在《医院药剂工作条例》中提出要结合临床积极开展临床药学科研工作，为协调全院计划用药和科学管理，建议医院可根据自身条件组建药事管理委员会，审定监督医院用药计划；研究解决医院医疗用药重大问题及负责指导、检查医师合理用药。1991年，卫生部规定三级医院必须开展临床药学工作，并将其列为医院的等级考核标准之一。

这一时期医院药学部门正式增加临床药学的职能，但由于医院药学部门"以药品为中心"的工作模式，其工作职能仍主要集中在药品采购、调剂和制剂，此阶段开展的临床药学工作关注和研究的重点依然是药物本身，许多工作属于临床药理学的范畴，其他如参加临床查房、制订个体化用药方案、控制药物滥用、书写药历、报告药品不良反应、药物咨询等临床药学工作在该时期尚未很好地开展。

2009 年至今，医院药学服务处于破除"以药养医"，推动药学服务提升时期。2009 年以来，取消药品加成开始逐渐进行试点推广，到 2017 年 9 月全国所有公立医院全部取消药品加成，随着以药养医机制的终结，医疗机构的收入减少，促进其进行成本控制，更加注重医疗服务技术和质量的提升，有益于医院的良性发展。药品零差率政策的实行促使医院对药学发展从关注创收转变为有效控制成本和合理用药，医院药学部门的工作由单纯供应型向技术服务与管理型转变。医院药师回归本位，更加关注如何用药，药学服务逐渐走上舞台，药师开始成为临床治疗团队中的一员，为患者制订用药方案，直接参与门诊处方和住院医嘱的审核与点评工作，有效地减少不合理处方的发生，一些医院开设药学门诊为患者提供精准用药等药学服务。

近年来我国推动《药师法》的立法、推进药学服务的标准化和增加药事服务费等相关工作来促进药学服务的发展，从源头提高药师的服务能力，提升药师服务价值。2017 年 5 月国家卫生计生委办公厅发布《中华人民共和国药师法（草案征求意见稿）》，主要内容为：建立我国药师管理制度；明确药师法的适应人群；明确药师的准入条件和准入方式；明确药师的业务范围和权利、义务；规定药师的考核和培训要求；规定药师法律责任。

2018 年 11 月国家卫生健康委员会与国家中医药管理局

联合发布《关于加快药学服务高质量发展的意见》，提出要进一步提高对药学服务重要性的认识；推进分级诊疗建设，构建上下贯通的药学服务体系；加快药学服务转型，提供高质量药学服务；加强药师队伍建设，充分调动药师队伍积极性；积极推进"互联网＋药学服务"健康发展等意见。2019年11月，上海市卫生健康委员会发布国家首个药事服务规范《上海市药事服务规范（试行）》，对医疗机构门急诊处方调剂、住院处方调剂、药学门诊、静脉用药调配中心处方审核、住院患者临床药学、临床治疗药物监测从基本要求、服务流程、服务内容、质量管理、培训与考核等方面作出规范。

纵观我国医院管理制度和医院药学服务的整个发展历程，医院外部治理制度的变化和医院内部治理结构的调整对医院运营管理机制的改革产生重大影响，同时也推动医院药学部门工作职能发生改变。药学部门名称的变化很好地反映与其相适应的功能及发展方向，从"药房""药剂科""药学部"到"药事部"[18]。药师作为专业技术人员，工作重心从"以药品为中心"逐渐转变到"以患者为中心"，但我国的药学服务发展还处于起步阶段，仍存在未建立成熟的药学服务体系，未形成统一的药师队伍管理体系和药学服务考核标准，未明确设立药事服务费等问题。我国医院管理制度和医院药学发展需要制度创新、体制创新、实践创新进而解决上述难题[19]。创新建立与形势相适应的医院药师管理制度，这是关系到医院进一步如何科学发展的重要问题。

2016 年 8 月 19 日至 20 日，习近平总书记在全国卫生与健康大会的重要讲话中明确了医药卫生体制未来改革五大方向：要努力在分级诊疗制度、现代医院管理制度、全民医保制度、药品供应保障制度、综合监管制度 5 项基本医疗卫生制度建设上取得突破。

中国医院管理制度和医院药学服务发展要与这 5 项制度相衔接、为支撑、作保障。为了让医院运营管理更科学规范、更适应现代化社会和人民健康服务需求，在医院内部组织框架中也越来越重视专业性权威人士进入医院管理决策层，例如设立总会计师等医院院级管理岗位。2017 年 5 月，国家卫生计生委、财政部、国家中医药管理局联合印发了《关于加快推进三级公立医院建立总会计师制度的意见》，规定 2018 年底，全国所有三级公立医院全面落实总会计师制度，有条件的公立医院应当设置总会计师岗位。2018 年 8 月，国务院办公厅发布《关于印发深化医药卫生体制改革 2018 年下半年重点工作任务的通知》，明确所有三级医院全面落实总会计师制度。

总会计师制度的建立标志着非临床专业人员逐步进入到医院管理决策层，将在医院运营管理中发挥重要作用，促使我国医院管理日趋科学、规范、精细。总会计师制度的建立同时也预示着在应对中国医院管理及发展过程中的挑战与困境时，将不仅局限于医院总会计师岗位，其他非临床专业技术人士也会逐渐进入医院核心层并发挥重要作用。

第二章　中国总药师制度

　第一节

总药师制度的产生背景及必要性

　　自 2009 年国家启动医药卫生体制改革以来，公立医院实施取消药品加成政策，破除"以药补医"机制，促进医院构建新的运行机制。2017 年 9 月底前，全面推开城市公立医院综合改革，所有公立医院取消药品加成，实行药品零差率销售。

　　随着医药分开改革后公立医院运营机制的转变，在医保实行总额预付的条件下，医院的收入渠道发生变化，药品不再是带来收益的载体，反而会消耗医保预付总额，过高的药品收入会导致预付总额的不足；与此同时，过度治疗带来的平均住院日和药源性疾病增加也会导致医疗费用的上涨，药品彻底变为医院经营的成本。药品对医院运营成本的压力，促使医院产生阻断药品与医疗利益链条的紧迫感，控制药品支出从而降低医院运营成本成为医院药事管理的重中之重。

　　药品作为医疗服务中不可缺少的一部分，其质量、配伍、剂量及使用直接影响临床治疗效果和患者的生命安全；药师是保障和维护患者安全用药的重要环节之一；药事管理又是医院管理中重要的组成部分，与医院管理工作相辅相成、相互促进。因此药事管理和药学服务的水平直接影响医院的管理成效，对医院的可持续发展具有重要意义。

药品零加成后，短期内医院效益受到很大影响，但从长远看，零加成只是取消了医院及药师现实工作中的"经济价值"，其潜在意义是帮助医院药师找到了内在的"专业价值"，促使社会及医院管理层对药师重新定位。药师通过参与临床治疗，规范用药行为，有效降低或防范药源性疾病的发生，减少单方及整个疗程的药品费用支付，在确保临床用药安全、合理、经济、有效的同时，控制医保基金的浪费和流失，发挥有效控制医保费用总额、减轻群众负担的重要作用。为人民提供全方位、全周期的健康服务，需要加强医院药学学科建设，促进医师、药师紧密结合，完善医疗团队，提升医疗质量；同时以改善疾病的药物治疗水平、提高药物治疗个体化技术为目标，开展解决临床问题的药学研究。

因此，药学部门作为药品和药师的重要管理部门，应更全面、深入地介入医院医疗质量、经济运营管理，更主动地融入临床医疗服务，提高合理用药、精准用药水平。药学部门管理者既要掌握医疗、药学相关政策法规，又要掌握现代医院管理的有关知识，具备组织、协调、领导医院药事管理工作的能力；在学术学科上，既有扎实全面的药学专业理论功底和药物治疗选择的决策能力，又有较强的临床、基础药学研究能力，在行业内具有一定的技术权威性和学术影响力。

在这个背景下，能够带领药学部门并协调多部门做好全院与药事相关的管理工作，引领医院药学学科发展及团队建设计划，提高医院合理用药和精准用药水平的药学部门的领军人物——总药师，随着国家政策与医院改革发展应运而生。2013年，首都医科大学附属北京朝阳医院借鉴我国香港特别行政区医院管理局总药剂师办事处的思路，在国内医疗机构中首次设立总药师工作岗位，聘任药事部主任为总药师，与总会计师一样参与医院的经营管理与决策。2018年，由北京朝阳医院牵头编写发布首部《中国总药师制度专家共识（2018）》。总药师制度的产生体现了我国医院管理制度的创新，为我国现代医院管理和药事管理开辟了一条新路径，具有重要的探索和实践意义。

（一）总药师制度的建立是现代化医院管理制度的重要组成部分，是健全医院科学决策机制，发挥专家管理医院作用的有益补充，有助于补齐医院运行管理结构短板

公立医院综合改革是深化医药卫生体制改革中的一项长期艰巨复杂的系统工程，当前还存在一些比较突出的矛盾和问题，公立医院逐利机制有待破除，外部治理和内部管理水平有待新的提高。在此背景下，2017年，国务院办公厅颁布《关于建立现代医院管理制度的指导意见》，指导各地加快建立现代医院管理制度。主要目标是到 2020 年，基本形成维护公益性、调动积极性、保障可持续的公立医院运行新机制和决策、执行、监督相互协调、相互制衡、相互促进的治理机制，推动各级各类医院管理规范化、精细化、科学化，基本建立权责清晰、管理科学、治理完善、运行高效、监督有力的现代医院管理制度。

药事管理制度改革是医院管理制度改革的重要内容，尽管药品实行零差率销售，但药品费用占医院成本比重大，在医保预算总额管理、单病种付费等医保支付制度改革下，仍是医院运营管理中不可忽视的环节。由于药品在医院运营中角色发生重大变化，过去几十年建立起来的围绕"以药品为中心"的医院规划与运行机制建设、药事管理体系、药学服务模式、药学人员队伍结构迫切需要改革。科学合理地控制药品费用、减轻患者用药负担，改变用药结构、提升合理用药水平、优化药学人员结构、促进队伍健康发展等问题已然成为医院运行管理结构中的短板。医改以来，业内越来越多的人士认识到在现行医院运行中，担负药品供应、保障、药学服务及处方审核调剂的药师需要配备完善的管理体系与制度保障，发挥药师权威化、专业化的执业能力，从而补齐医院运行管理的结构短板。因而，具备全面的药学理论知识、丰富的临床用药知识、较强的学术研究能力、熟悉国家药物政策的药学专家是胜任医疗机构药事管理工作的重要人选，具备管理能力与学科引领能力的药学专家参与医院经营管理决策是现代化医院管理制度的必然要求。

（二）总药师制度的建立是推进落实国家基本药物制度实施的重要制度保障

国家基本药物制度是药品供应保障体系的基础，是医疗卫生领域基本公共服务的重要内容。新一轮医改以来，国家基本药物制度的建立和实施，对健全药品供应保障体系、保障群众基本用药、减轻患者用药负担发挥了重要作用。2018年国务院办公厅印发《关于完善国家基本药物制度实施的意见》，指出全面配备优先使用基本药物，坚持基本药物主导地位，明确公立医疗机构基本药物使用比例，建立优先使用激励机制。

基本药物制度在医疗机构的实施需要落实领导责任、保障责任、管理责任、监督责任，需要总药师这一岗位予以贯穿与统领上述责任，才能更好地组织实施基本药物制度，通过细化政策措施，健全长效机制，加强全院各部门协作配合。指导建立全院的药物治疗指导原则，规范药物治疗临床路径管理，科学设置临床科室基本药物使用指标，并纳入考核，评估监测药物临床使用，针对出现的问题提出干预和改进措施，以患者安全为中心，以循证药学和临床应用指南为依据，以合理用药为核心，形成信息收集、治疗评估、计划方案、组织实施和监测反馈的工作闭环，全面推进落实国家基本药物制度在医疗机构的实施。

（三）总药师制度的建立是医药分开后，制定全院药事管理章程，强化合理用药管理，提高医院运行效率的重要前提和必要手段

现代化医院管理制度首次提出各级各类医院应制定章程，健全财务资产、人力资源、绩效考核、人才培养培训、科研、信息等核心管理制度，其各个层面均与"药"密不可分，健全与药品、药师、药事相关的管理制度是提高医院运行效率及管理水平的重要前提。

药事管理作为医院管理的重要环节，常常涉及全院各个部门、多个环节，需要兼具药学专业能力和管理能力的药学负责人牵头建立健全可实施、可监督、可评价、可追踪的药事管理制度，确保日常各种行为更规范，运行效率更优化。全链条、闭环式的药事管理制度确保各项工作的有章可循、有据可依、责任明确、关系理顺、行为规范和管理有序，有利于各项合理用药管理工作贯彻性增强，取得良好的实践效果，提高运行效率。

全面取消药品加成，在医保实行"定额预付费"下，药品消耗医保定额，成为医院运营成本。医院管理面临两方面的挑战，一方面运营管理上，医院希望通过加强合理用药，减少药品使用的数量，降低药品费用，控制医院运行成本；另一方面医疗质量上，医院实施医药分开的合理用药措施后，还要面对由于相关激励约束措施导致的医疗不足的风险。医院运营不能单纯依靠扩大规模、增加医药收入求效益，也不能够简单控制药品费用，只有强化对医师的合理用药管理，使临床用药更合理、更安全，纠正以药补医机制下形成的过度用药习惯，从而带来药品费用的降低，降低医疗成本，减轻患者的药费负担。

不合理用药助推医疗卫生费用的严重浪费和巨额支出，医改之前我国卫生总费用中医疗费用占比为 44%，药品费用占比为 56%，医改后的 2017 年，药品费用占比虽然降低至 34%，但仍与经济合作与发展组织（OECD）成员国家的药品费用占比 20% 存在较大差距[20]。医药分开后药品费用成为医院运营的第一大成本，医院经济运营的压力迫切需要药事管理从医药分开前保障医疗、增加收入为导向转变为保障医疗、降低费用为导向，使药事管理部门成为医院管理的成本控制中心。专业背景决定了药师是医院里最熟悉药物的特性与使用，多年以药补医机制下的工作经历决定了他们也是最理解和了解如何在保障医疗的前提下为医院合理节约药费，因此能够胜任这项工作的只有药师和药事部（药剂科）。

鉴于上述原因，应为药学专家在合理用药管理中实施垂直管理，以药事牵头，搭建行政、临床、纪检、财务、信息多方联动的管理平台。具备药学专业知识及综合管理能力的总药师在药品采购预算中，能够从医疗及医院运营角度掌握全院实际所需用药品种数量和结构，从而编制更加合理的药品采购预算，控制药品采购支出，确保治疗安全与疗效提升、降低费用；在医院绩效考核体系中，能够改变以药品收入为主的绩效考核方式，逐步建立并完善与现代化医院管理目标一致的合理用药的绩效考核方法，建立医务人员合理用药的激励机制，利用临床合理用药绩效指标这个"指挥棒"，充分调动临床参与合理用药的积极性。通过合理用药管理，在医院运营中可以降低药品费用成本，提升运营效益，体现总药师岗位的全面价值和作用。

（四）总药师制度的建立是医药分开后，推进医院药学服务模式转型，提升患者用药安全的基础保障

健全的医疗质量安全管理制度是现代化医院管理制度中的重要组成，药学服务是医疗机构诊疗活动的重要内容，是促进合理用药、提高医疗质量、保证患者用药安全的重要环节，是医院医疗质量安全的关键环节。不合理用药可导致潜在的患者用药安全问题，并且会导致院内感染率增加、平均住院日延长等医疗质量安全事件。世界卫生组织在 2011 年发布的全球合理用药现状显示，全球范围内有一半以上药物的处方、调配或销售不合理，同时 50% 的患者未能正确使用；全世界死亡患者中，有 1/3 并非死于自然疾病，而是死于包括用药过度、用药错误等在内的不合理用药[21]。不合理用药既是全球性问题，也是我国医疗领域当前面临的主要问题，作为重大的公共卫生问题之一，严重威胁人民群众生命安全和身体健康。

首都医科大学附属北京朝阳医院设立总药师岗位，由总药师协调多部门、多学科建立标准用药规范、药物治疗临床路径，开展全处方点评与住院医嘱审核、用药重整和药学会诊等措施，全方位规范营养、镇痛、抗菌、抗凝、辅助等药物使用，规范和优化医师用药行为，自主开发合理用药智能审核软件，促进了药师在保障安全用药方面发挥更广更深的作用。

国家明确要求积极发挥药师在合理用药方面的作用，相关立法正在进行中。国家卫生和计划生育委员会、中医药管理局 2017 年发布了《关于加强药事管理转变药学服务模式的通知》，2018 年国家卫生健康委员会、中医药管理局发布了《关于加快药学服务高质量发展的意见》，为新型药学服务的探索创造了良好的政策环境。2020 年国家卫生健康委员会等六部门发布了《关于印发加强医疗机构药事管理促进合理用药的意见的通知》，鼓励有条件的地区试点建立总药师制度，并将总药师纳入药师专家库管理。

（五）总药师制度的建立是医药分开后，加强医院药学学科建设与发展的必然要求

医药分开改革后，合理用药的要求使医院药学人员的专业知识和能力的价值得到凸显，医院药学服务模式的转型使医院药学作为一个独立的专业学科在医院医疗服务中的地位和作用日益受到医院的重视；《"健康中国 2030"规划纲要》提出加强药师人才队伍建设。公立医院要为人民提供全方位、全周期健康服务，更好地实现"健康中国"的战略目

标，需要加强医院药学学科建设，带动药师队伍发展；药学学科建设与药师人才战略的建立与探索是整个医疗卫生体制改革的重要环节，不容忽视。

国内医院药学学科相对薄弱，药学人员存在能力不足的短板。在传统的医院药师管理体系中，各医疗机构对于药学人员的培养投入不够。在药师数量方面，根据最新可查阅数据，截至 2018 年，我国医疗机构药师约 47 万人，平均每万人口医疗机构药师人数为 3.4 人。我国药师的教育背景仍以大专及以下学历者为主，医疗机构本科及以上学历背景的药师仅占 30% 左右，药师队伍中高、中级人员仅占 24% 左右[22]。"十二五"和"十三五"期间加大了临床药学人才培养力度，但仍与实际需求存在较大差距[23]。

总药师与药剂科主任对待学科发展特色的策略存在差异。药剂科主任作为医技科室的负责人，侧重于业务技术指导，管理层级限于医院一个科室，难以从医院发展角度进行人力资源管理、学科建设等方面的工作。在现代化医院管理制度中，核心在于管理者的定位和管理能力，总药师仍具备过硬的专业技术能力，有丰富的药事管理经验，且定位于学科带头人和院级层面管理者，从而能够根据医院发展需要负责指导制订学科发展规划及药学人才发展及培训计划，建立以改善疾病药物治疗水平及提高药物治疗个体化技术为目标的学科发展方向和人才储备规划，向院长提出合理配备药师的数量，指导与全院药品有关的科学绩效考核和分配机制，指导科室按照新定位、新格局和新观念，加快医院药学学科建设发展步伐，形成以解决临床实际问题为目标的科学研究体系，注重与临床及基础研究的结合，推动将科学研究的成果有效转化，服务于患者。

另外，总药师制度的实施对于解决以下问题具有极大的促进作用：医院药学长足发展的人才梯队与药学学科建设存在制约因素；医院药事服务的收费项目过少，大部分临床药学服务项目都没有收取服务费，收费项目仅限于静脉药物配置收费；医院药学部门软硬件条件投入不足；药学服务接受度不高等。

第二节
总药师的定义及职责

一、总药师的定义

总药师作为医院药事管理和药学服务的组织者和领导者，作为药学技术权威和专业（家）行政管理者，协助院长管理药事和药学服务工作，主持医疗机构药学学科布局和发展、合理用药与用药安全管理、药品预算及控费指标管理、医院合理用药绩效指标体系并组织考核、药学服务标准化建设、药师人才及梯队建设等工作，协助提升医疗机构医疗质量管理水平，促进药事工作的整体化、专业化和规范化发展。

二、总药师的职责

总药师职责包括制定及监督实施全院科室合理用药目标；根据国家及区域政策变动、医院经营目标、诊疗患者结构等因素指导确定机构药品品种结构；建立药品保障供应机制；确定优质高效的药学服务管理目标及模式、药学人才规划、学科发展方向等。

由此可见，总药师在合理用药管理、药品管理、药学人才规划、学科转型与学科发展等方面需要通过切实履行其职责、拓展工作内涵而发挥重要的作用。

（一）全面负责医院合理用药工作

明确了总药师在医院合理用药管理中总负责、总把控的职责及权限，要求总药师构建以合理用药为目标的多学科专家管理团队，组织协调临床药学、医务、护理、财务、信息、纪检、感染控制等多部门合作，共同完成以提高医疗质量为前提的药事管理工作目标，制定合理用药的月度、季度及年度目标和指标考核体系，并实施具有奖惩手段的绩效考核。对于医院内跨科室用药、多科室叠加用药等产生的用药纠纷具有决定权，保障患者的用药安全。

（二）负责医院药品采购预算

从医疗及医院运营角度掌握全院实际用药品种和结构，在药品结构组成上从增加收入向确保治疗安全与提升疗效、降低费用转变，从而编制更加合理的药品采购预算，控制药品采购支出，降低医院运行成本，提高医院运营效益。将药品预算纳入医院绩效考核指标，负责将预算指标合理、有效分解，组织有关部门及各临床科室按月度完成指标任务，在保证医疗质量的前提下，合理控制药品费用。

（三）负责医院药事管理与药物治疗学委员会的组织、协调与日常管理工作

在医院药事管理与药物治疗学委员会中担任副主任委员职务，负责制订医疗机构合理用药管理方案，报药事会批准；在新药遴选方面，负责审核遴选原则、工作流程及药学评估指标的制定，推动药品临床综合评价结果在药品遴选工作中的应用；对医院药品、药事方面的重大决策需经总药师审核后报药事会集体讨论。

（四）组织实施基本药物制度，指导建立医院的药物治疗指导原则

规范药物治疗临床路径管理，评估监测药物临床使用，针对出现的问题提出干预和改进措施，以患者安全为中心，以循证药学和临床应用指南为依据，以合理用药为核心，形成信息收集、治疗评估、计划方案、组织实施和监测反馈的工作闭环，提升药学服务能力和水平。

（五）负责指导制订学科发展规划及药学人才发展培训计划

建立改善疾病药物治疗水平及提高药物治疗个体化技术为目标的学科发展方向和人才储备规划，根据现代化医院发展规划，负责向医院行政领导沟通协商配备合理的药师数量，并引导医院药师由单纯保障型向"以患者为中心"的临床服务型转变。指导建立科学的绩效考核和分配机制。

（六）建立医院药学科研平台，提升医院药学科研水平，促进科研成果转化

基于立足临床、多元化发展的学科建设思路，结合自身优势和医院学科特色，完善软硬件设施，搭建医院药学科研平台，在血药浓度监测、药物基因监测、药物再评价及机制研究、药物基因组学、药物临床试验等方面开展科研工作，不断提高科研实力和水平。

第三节

总药师定位及其需要把握处理的几个关系

总药师制度的实施是建立健全现代医院管理制度的重要举措之一，体现着制度创新、改革创新、管理创新。与传

统的药学管理相比，总药师制度鲜明的特质是作为院级管理岗位，全面参与医院规划发展与决策，有以下三大不同之处。

其一，站位不同。传统药学管理是以药品为中心，关注药品保障和使用过程管理。而总药师制度要体现以患者为中心的理念、以实现全院临床科室用药科学管理为措施的目标。

其二，定位不同。药剂科主任负责的药剂科在医院内定位为医技科室，总药师牵头的药事部门，其本质是行政管理职能科室和专业技术科室。

其三，目标不同。在院长领导下，总药师是在满足医疗基本运行、满足患者治疗需求以及学科发展的前提之下，以效果为导向，通过合理地控制药品费用、精准用药来减少药费，使绩效管理体系更加合理，为医院创造合理的社会效益和经济效益。

总药师制度在公立医院的实施需要在把握其内涵的基础上准确地把握其权、责以及职能边界。我国医院总会计师制度的建立，为总药师工作的开展，特别是职能、权限、任免、奖惩及相关组织实施等提供了极其宝贵的可供借鉴的经验。

一、总药师与总会计师

"总会计师"一词源于苏联企业的"一长三总师"领导

制度（厂长、总工程师、总会计师、总经济师）。我国医院总会计师制度的设置要求可以追溯到 30 多年前 [24]。

1988 年财政部和卫生部颁发《医院会计制度（试行）》规定大中型医院应建立总会计师制度。1999 年出台的《卫生部关于加强卫生事业单位经济管理的若干意见》指出，大中型卫生事业单位逐步设置总会计师，组织和领导单位的财务会计工作。2010 年卫生部牵头、五部委联合发文的《关于公立医院改革试点的指导意见》提出了公立医院探索实行总会计师制度。同年 12 月，卫生部颁布新《医院财务制度》，要求"三级医院设置总会计师，其他医院可以根据实际情况参照设置"。2017 年国家卫生计生委等三部门联合印发《关于加快推进三级公立医院建立总会计师制度的意见》，要求 2018 年底所有的三级医院均设立总会计师。

总会计师制度的建立是加快推进公立医院综合改革的有效保障，《中共中央国务院关于深化医药卫生体制改革的意见》及"十二五"医改规划、"十三五"医改规划明确了公立医院综合改革的重点任务，提出了建立现代医院管理制度等工作任务，以及建立健全公立医院全面预算管理、成本核算、财务报告、总会计师制度等具体要求。建立实施公立医院总会计师制度，有利于落实改革任务，推进事业发展提供坚实支撑。

总会计师制度的建立是持续强化公立医院经济管理的迫切需要。近年来，公立医院尤其是三级公立医院业务量不断增长，经济运行日益复杂，收支规模逐年扩大。建立实施公立医院总会计师制度，进一步加强管理、决策、监督，有利于推进医院经济管理将向战略规划、财务分析、绩效评价等方面转变，以确保医院运营目标和管理目标的实现。

总药师和总会计师都是随着现代医院规模庞大，业务复杂，管理须从经验粗放向专业化、精细化方向发展应运而生；总药师制度和总会计师制度都是精细化管理医院、强化内部控制和提高运营效益的重要举措。两者作为医院层面非临床专业管理者，职能范围延伸到负责医院的整体运营管理，而不仅仅局限在经济管理和药事管理层面，协助院长构建医院战略规划，参与医院管理与决策，强化内部运行机制，提高运行效率，是现代医院管理制度科学性的体现，能够促使医院经济管理与运营更加趋向专业化、规范化。

总会计师侧重：一是在工作重心上，总会计师强化医院国有资产监管，提高资产效率。二是在工作管理上，总会计师有内部任命式和委派制两种形式，既是医院的管理者，又是外部监督者，对主管部门负责，工作具有相对独立性。三是在工作内容上，医院医疗服务价格、支付报销等方面执行国家规定各项政策，投资、融资等方面受到严格限制，总会计师对医院财务风控、预算成本等实施管理，空间相对有限。

总会计师制度中对于任职要求、聘任方式、奖惩等方面的要求对于全国各地探索实施总药师制度具有很好的借鉴参考作用。比如：总会计师要求原则上应当具有大学本科以上文化程度，同时应当满足政治素养、专业素质及工作年限、综合管理能力、身体素质等四方面的要求；总会计师工作以经济管理为核心，同时涉及医院运营的方方面面，以学科带头人的标准，要求总会计师熟悉财经法规，精通专业知识；总会计师实行任期制，任期年限一般与医院院长任期年限一致。

总药师侧重：一是从药学专业的角度实际掌握医院所需药品数量，品种选择上从增加收入向确保疗效、降低费用转变，更加合理精确地编制药品预算，使医院药品从成本向成本控制转变，降低采购成本，增加医院医保结余。二是带动和稳定了医院药学队伍。三是合理考评全院科室用药绩效，促进医师药师紧密结合，完善医疗团队，提升医疗质量，提高整体用药水平。另外，从组织架构上讲，医院总药师的设立也减少了药房托管的内在冲动，保证门诊药房稳定地提供质量可靠药品，患者享有药品零差率、降低药品价格这一改革红利的同时，又能就近享有便捷的药学服务。

总药师制度与医院总会计师制度一样，是公立医院综合改革的新生事物之一，其目的是通过建立健全统一规范的总药师制度，保障总药师依法行使职权，充分发挥总药师在加强医院经济和运营管理，有效履行职责，发挥管理监督作用，推进医院药学管理科学化、规范化、精细化等方面的主导与核心作用。总药师制度实践探索既要进行顶层制度设计，又要考虑实施对象的实际情况，操作中应具有鲜明的规范性、创造性和权变性。同时，在制度实施过程中，更要与现行医院管理体制和干部人事制度衔接。

二、总药师与药学部主任的关系

从总药师的产生背景及职责可以发现，医院对药学部门管理者在医院管理和学科建设上的要求远远不是以往药学部（药剂科）主任的岗位需求所能胜任的，总药师是能够带领药学部门并协调医务、护理、院感、财务、信息等多部门做好全院与药事相关的管理工作，引领医院药学学科发展及团队建设，提高医院合理用药和精准用药水平的药学部门的领军人物。

总药师制度实施下的医疗机构组织架构中，总药师将成为医院药学部门（药学部）的直接领导，对药学部门的组织结构、职责定位、绩效考核、学科发展等负总责、负全责。但另一方面，总药师不仅仅是药学部的管理者，而是主持医院药事管理和药学服务的管理者，要求其具备大局意识，对医院的整体运营、预算支出、全院的合理用药管理、整个医院的药学学科布局和发展等具有统筹、协调的能力。

作为药学部主任，其带领的药学部在医疗机构运行过程中作为一个医技科室，在实行药事管理的过程中更多的是提供技术的支撑，而管理决策的制定与实施多需要主管的职能部门如医务部来实现。而由总药师来牵头的药学部门，要求总药师要具备学科带头人和管理型干部的基本素质，药学部门具有职能科室与技术科室的双重职能。以北京朝阳医院为例，药事部是医院的一级职能部门，实现垂直化的药事管理。根据工作需要，总药师可兼任药学部主任，设常务副主任主持药学部日常工作，具备调剂和药品供应功能的药剂部门作为药学部的二级科室。

三、总药师与医务部门主任、临床科室主任的关系

总药师制度中建议统筹整合分设的药学部门，由总药师统一管理，直接向院长负责。总药师带领下的药学部门转型为全面负责医院药事及药品管理的一级职能部门，**定位于兼具职能管理与业务技术服务的双重功能**。被赋予行政管理职责的药学部门，与医务部、护理部平行，这不是只追求字面意义上的"平起平坐"，而是使药学部门作为医疗机构中关乎患者医疗安全、用药安全的几大重要职能部门之一，做到明晰职责、协调沟通。在合理用药管理方面，总药师带领下的药学部负责合理用药指标制定、实施、考核的具体工作，医务部协助保障合理用药管理在临床科室和临床医师中的顺利执行。医务部抓"医"，药学部抓"药"，共同保障医院医疗质量，在现代医院管理中打出强力"组合拳"。

总药师制度赋予总药师医院领导层面的职权，在行政职务上高于医务部主任、药学部主任、临床科室主任。以北京朝阳医院为例，总药师具有院长助理岗位职能与权力，最大

程度上确保各项合理用药管理、合理用药绩效考核奖惩等工作的顺利开展。同时，总药师应具备良好的协调与沟通能力，建立和与医务部、药学部、临床科室负责人的良好关系，形成良性互动，保证药事管理各项工作在医院的顺利推进。

四、总药师制度试点过程中的关键点

第一点，总药师制度的核心在"总"。总药师应该是在院级层面具有相当专业知识及权威的管理者，需全面了解掌握国家卫生方针政策，熟悉行业情况，特别是现代化医院管理的理论知识和管理经验，侧重于宏观把控，全面参与医院决策管理，成为医院管理中药事管理的"不可替代"者。当然，在具体实施过程中，要避免与其他医院院级管理岗位交叉重叠的"公约数"现象。

第二点，总药师要避免成为"大号"药剂科主任或药师的"总头"。总药师要跳出"自己一亩三分地的药师圈"，着眼在协调医务、护理、院感、医保、财务、信息等多部门做好全院与药事相关的管理工作；要着眼全院，立足服务患者，持续提高管理能力、决策能力，培养经营意识和大局意识。

第三点，总药师要能准确把握管理职能层级差别。总药师要切实根据医院发展需求，认真结合自身的岗位要求和专业特长，"管好自己擅长的"，在医院发展规划、全院合理用药绩效考评、药品采购目录确定、药品采购预算编制、药品成本控制、药品使用监测、药品临床综合评价、药学服务转型、药师队伍发展、学科建设、科研教学、药事服务费测算等方面发挥出核心作用。

第三章 总药师制度的实施现状

第一节
总药师制度试点开展概况

随着公立医院取消药品加成政策在全国各地的逐步实施，总药师制度也逐渐受到越来越多的关注，部分地区和医院积极开展试点工作。北京是最早进行总药师制度试点的地区，2013 年，首都医科大学附属北京朝阳医院在国内医疗机构中率先设立总药师工作岗位，明确总药师职责为全面负责医院药事管理工作，指导和考核临床科室完成医院合理用药管理目标。总药师在合理用药管理、药品费用控制管理、药师人才培养、学科转型与学科发展方面发挥了巨大的作用，产生了可观的经济效益和社会效益，犹如平静的湖面投入了一颗巨石，在全国引起了较大反响。

2016 年 2 月，北京市政府印发《北京市城市公立医院综合改革实施方案》，指出探索建立总药师制度。2016 年 12 月，国务院印发《"十三五"深化医药卫生体制改革规划》，从国家层面提出探索建立医院总药师制度。2017 年 7 月，全国药政工作会议再次明确，积极创新大型医院药师管理制度，促进药师队伍发挥更大的作用。2020年2月，国家卫生健康委员会等六部门发布了《关于印发加强医疗机构药事管理促进合理用药的意见的通知》，鼓励有条件的地区试点建立总药师制度，并将总药师纳入药师专家库管理。截至2019年底，全国已有北京、陕西、广东、山东、新疆维吾尔自治区、内蒙古自治区、湖北、河南、福建等9省（区、市）的多家医院进行试点实施（表3-1）。

表3-1　全国总药师制度试点单位

省、区、市	试点地区	试点单位	开始时间
北京市		首都医科大学附属北京朝阳医院	2013年
		北京市医院管理局	2015年11月
陕西省	宝鸡市	宝鸡市中医医院、宝鸡市人民医院、宝鸡市妇幼保健院、西安医学院附属宝鸡医院、凤翔县医院、岐山县医院、扶风县医院、眉县医院、陈仓区医院、金台区医院等	2017年9月
	西安市	西安市第三医院、西安市第四医院、西安市中心医院、西安市儿童医院、西安市中医医院等	2018年
	榆林市	榆林市第一医院、榆林市第二医院、榆林市中医医院	2018年
	安康市	安康市中心医院、紫阳县人民医院等22家二级以上公立医院	2018年

省、区、市	试点地区	试点单位	开始时间
陕西省		2020 年上半年,各市至少有 1 家三级公立医院推行总药师制度,1 ~ 2 家省卫生健康委委直委管综合医院推行总药师制度;到 2020 年底,全省各县区至少 1 家二级及以上公立医院推行总药师制度	2020 年
广东省	广州市	广东省人民医院、中山大学附属第一医院、中山大学孙逸仙纪念医院、南方医科大学南方医院、南方医科大学珠江医院、广东省中医院、广东药科大学附属第一医院、广州医科大学附属第一医院、广州医科大学附属第三医院	2017 年 11 月
	深圳市	深圳市罗湖医院集团	
	佛山市	广东省中西医结合医院、南方医科大学顺德医院、广州中医药大学顺德医院	
新疆维吾尔自治区	乌鲁木齐市	新疆维吾尔自治区人民医院、新疆医科大学第一附属医院、新疆维吾尔自治区中医医院、新疆医科大学第五附属医院	2017 年 11 月
山东省	青岛市	青岛市妇女儿童医院、青岛市第三人民医院、青岛西海岸新区中心医院	2018 年 5 月
内蒙古自治区		内蒙古自治区三级甲等综合医院、锡林郭勒盟医院、阿拉善盟中心医院、中共满洲里市人民医院、内蒙古自治区人民医院、呼伦贝尔市人民医院、内蒙古林业总医院	2018 年 8 月

省、区、市	试点地区	试点单位	开始时间
湖北省		三级医院、各市(州)卫生健康行政部门及县域医共体	2019年4月
河南省		河南省人民医院、河南省肿瘤医院、郑州大学第一附属医院、河南省中医院	2019年11月
福建省		福建医科大学附属第一医院、福建医科大学附属第二医院、福州市第二医院、厦门大学附属第一医院、厦门大学附属中山医院、漳州市中医院	2019年12月

目前，全国的总药师制度处于探索阶段，我们从政策制定、医院实施等不同层面总结现有的实施案例，希望为总药师制度在全国更大范围内建立实施提供参考。

第二节

总药师制度试点实施案例

一、省级实施总药师制度案例

（一）北京市

2015年11月，北京市医院管理局印发《建立总药师团队实施方案的通知》，主要从指导思想和工作目标、组织架构、总药师的资质与聘任流程、总药师的职责和履职评估、组织领导、工作步骤和时间安排作出了规定。方案明确总药师团队设岗位 7 个，包括药品供应与质量管理、合理用药和用药安全管理、药学服务与标准化建设、学科建设与人才培养、科研教学与新技术应用、信息化与药学咨询、中药质量管理与合理使用。2016 年 3 月，北京市医院管理局成立总药师委员会，经过严格遴选的 7 位药学专家成为第一批总药师委员会成员，分别承担并发挥药品供应与质量管理、学科建设和人才培养等领域带头人的作用。

不同于医院层面的总药师，医院管理局总药师委员会的建立能够通过整合与共享市属医院的资源，集合优势，加强市属医院药师之间的合作，带动医院药学协同发展。在市属医院药学发展规划框架下，制订十三五总药师岗位规划，五年内全面推动药学转型。

主要做法：在药学服务方面，启动各项药学服务标准制定工作，以后无论在哪家市属医院门诊或住院都将享受到统一标准的药学服务；**在科研教学方面**，整合市属医院药学科研资源，提供药学科研工具模型，打造科研平台促进科研转化；**在合理安全用药方面**，提升市属医院合理用药指标，引入药物经济学评价，保障患者用到有效、安全且经济的药物；**在学科与人才培养方面**，进行药学部岗位设置研究，与高校联合定向培养药学人才，制订学科发展规划；**在药品供应和质量管理方面**，保障药品质量解决短缺药品供应，同时发挥集团化优势，建立规范化治疗路径，探索病种治疗费用下降、日治疗费用下降的解决方案；**在中药质量管理与合理使用方面**，启动中药代煎剂配送到家，提升中药饮片质量，开展中药师承项目和西医师使用中成药培训项目；**在信息化与药学资讯方面**，打造市医院管理局"智慧药学"平台，利用互联网等技术实现院内处方点评、医嘱审核、药学咨询等功能，利用微信或公众号平台进行患者慢性病等用药教育。

北京市医院管理局建立的总药师团队，开创药学集团化管理，打造药事管理智囊团，发挥总药师合力，在培养药学领军人才，强化药师队伍建设，推动医院药学转型方面取得了显著成绩。

一是助力医改，加强医院药事管理组织机构建设。推进医院药学服务从药品供应向合理用药转型，强化药学部职能，加强市属医院合理用药与用药安全管理，利用大数据开展处方点评，年均点评 400 万门急诊处方，形成一套逐步完善的点评标准，点评结果反馈医院进行整改，考虑医院学科特色，正向引导医院目录结构的合理性。建立市属医院药品预算制度，各市属医院评价本年度医院不合理用药情况，结合医院临床学科发展需求与医院运营情况，确定下一年度药品预算金额，严格控制上限，药费指标分解到临床科室，并按预算严格执行，压缩不合理用药金额，药品费用得到有效控制。

二是搭建平台，致力患者用药服务。深化用药咨询中心工作，形成用药咨询标准；市属各家医院联合，成立咨询药师沙龙，搭建咨询药师交流与再教育平台，提升专业能力。开展"用药宣传周"的科普宣传活动，提高百姓安全用药意识。开设药学门诊，为患者用药指导开通门诊服务通道，直接面向患者开展药学服务，对提高药物治疗水平与患者依从性，降低药物不良事件与治疗费用具有显著作用。开设精准用药门诊／中心，通过对患者个体基因型的检测，评估用药剂量，并预测服用药物后的疗效及安全性，从而达到"一人一药"的精准用药治疗。

三是学科人才并重，奠定药学发展基础。加快药学人才建设，在绩效考核中引入每百床临床药师指标，提高临床药师的数量及师资队伍的水平。重视药学人员培训工作，举办药事管理培训班、临床药师培训班、用药咨询培训班；设置药学科研岗，加强药学学科建设，鼓励医院药学学科带头人及药学人员联合申报科研课题。

四是发挥绩效指挥作用，提升现代医院管理水平。绩效考核是市医院管理局代表市政府考核市属医院的指挥棒，总药师委员会评价结果与绩效体系相挂钩。市属各医院结合医院实际，层层分解细化任务目标，用更为清晰、具体的目标管理激励广大职工。实行绩效考核后，各医院院长对绩效分析的意识明显增强，医院管理开始由粗放的行政化管理转向精细的信息化管理。推行绩效考核后，各医院普遍对医院运行模式进行了调整，通过建立健全各项规章制度规范医务人员诊疗行为；采用多种方式优化就诊流程，减少排队等候时间，缩短病床周转周期，提高运行效率；完善绩效考核奖惩机制，激励医院员工优劳多得；探索更灵活的用人机制，激发员工的积极性、主动性、创造性，这些探索有效提升了医院运行的质量和效率。

（二）陕西省

2017 年 9 月，陕西省医改领导小组办公室、陕西省卫生计生委、陕西省中医药管理局联合发布《关于在宝鸡市二级以上公立医院设立总药师试点工作的通知》，明确在宝鸡市开展二级以上公立医院设立总药师试点工作。2017 年 9 月，陕西省深化医药卫生体制改革领导小组办公室印发《宝鸡市公立医院设立总药师实施方案（试行）》，主要从工作目标，实施范围，总药师职责，总药师的任职条件，总药师的选拔任用、待遇和奖惩，工作要求六方面作出了规定。提出按照院内产生和委派相结合的原则，逐步在全市二级以上公立医院全部配备总药师。宝鸡市根据批复，成立了领导小组，确定了 10 家不同类别的二级以上公立医院作为试点单位。2017 年 12 月任命了 10 名总药师，从 2018 年 1 月 1 日起正式上岗开展工作。2018 年 12 月，另外 7 家公立医院设立总药师。2018 年起逐步扩大试点范围，榆林、西安、安康市在部分二级以上医院也先后进行了试点。2020 年 1 月，陕西省医改领导小组印发《关于加快推进全省二级及以上公立医院建立总药师制度试点的实施意见》，提出在 2020 年上半年，各市至少有 1 家三级公立医院推行总药师制度，1～2 家省卫生健康委委直委管综合医院推行总药师制度；到 2020 年底，全省各县区至少 1 家二级及以上公立医院推行总药师制度。先期开展总药师制度试点的西安、宝鸡、榆林、安康等市应率先完成二级及以上公立医院总药师制度全覆盖。

陕西省在总药师制度试点实施方面进行了诸多探索尝试，也取得了一些阶段性成效。

主要做法：

一是先试点、后推广。2017 年，首先在宝鸡市确立 10 家二级以上医院开展试点工作。2018 年，榆林、西安、安康市部分医院也开展了试点探索。2020 年，在全省二级及以上公立医院推广。

二是总药师直接向院长负责。明确总药师职能，医疗机构不再设分管药品的副院长。

三是提高岗位待遇。总药师定位为医院领导岗位，列席医院重要会议，享受副院长绩效薪酬待遇的 90%。

四是注重考核为依据。每年进行两次考核，考核结果作为绩效薪酬兑现以及留任奖惩的依据。

五是鼓励岗位突破。榆林市委机构编制委员会办公室批准总药师为医院副院级职位待遇。

六是组建专家咨询指导组。由省内外 13 名三甲医院药学学科带头人担任，从技术层面指导总药师开展工作。

七是成立总药师培训基地。选定 8 家三甲医院为培训基地，多试点的医院进行"一对一"对口帮扶。

八是开展药事大讲堂培训。每年举办药学服务能力建设为考核的药事大讲堂培训，促进药学人员转变理念。

通过两年的试点，试点医院在合理用药、处方点评、成本控制、科学管理等方面初步实现了预期效果：

第一，医院药学管理不断加强。试点医院尝试将药学部门赋予行政管理职责，使其兼备职能管理与业务技术服务的双重功能，在药品遴选采购、处方审核、合理用药监测等方面得到充分发挥。

第二，药品供应保障和质量得到保证。通过药事管理委员会，科学合理地修订采购及淘汰药品目录，从源头有效保证了药品供应和质量。

第三，临床用药逐步规范。药师通过参与查房、病历审核、诊疗方案制订等，逐步建立起规范化治疗路径，促使药品使用逐步趋于合理，抗菌药物应用管理水平显著提高。

第四，处方点评工作得到改善。总药师组织并参与医院处方点评工作，试点医院处方合格率平均提高 5～7 个百分点。

第五，药占比得到有效控制。试点医院药占比与试点前对比有明显变化，县级综合医院药占比下降至 30% 以下，市级医院下降至 26.7% 以下。

第六，医疗费用逐步下降。试点医院引入药物经济学评价机制，探索各病种治疗费用和日均治疗费用下降的解决方案，有效降低了医疗费用支出。与试点前对比，医疗费用平均下降 10% 左右。

第七，患者药学服务获得感增强。 试点医院加强门诊合理用药咨询服务，对长期联合使用慢性病药物的患者进行合理用药指导，提高患者用药依从性和药学服务获得感。

（三）广东省

2017 年 11 月，广东省卫生计生委办公室印发了《关于开展广东省第一批医院总药师制度试点工作的通知》，选定广东省人民医院、中山大学附属第一医院、深圳市罗湖医院集团、广东省中西医结合医院等 13 家公立医院作为试点单位，由试点地区和单位自行拟定试点方案，报送广东省卫生计生委药政处。2018 年 8 月，广东省卫生计生委印发《关于加强医疗机构药事管理和药品控费推动药学服务高质量发展的通知（征求意见稿）》，指出要推广实行总药师制度；鼓励有条件的医疗机构和医（药）联体实行总药师制度，建立健全总药师选拔、聘用、考评机制；总药师协助院长或医（药）联体管理药事和药学服务工作，主持医疗机构和医（药）联体药学学科布局与发展、合理用药与用药安全管理、药品预算及控费指标制定管理、药学服务标准化建设、药师人才培养及梯队建设等工作；协助提升医疗机构和医（药）联体医疗质量管理水平，促进药事工作的整体化和规范化发展。

（四）新疆维吾尔自治区

2017年11月，新疆维吾尔自治区卫生计生委印发了《关于开展医院总药师制度试点工作方案的通知》，主要从工作目标、实施范围、医院总药师职责、医院总药师的任职条件、总药师的聘任、待遇和奖惩、工作要求六方面作出了规定。方案按照先试点、后推广的步骤，选择新疆维吾尔自治区人民医院、新疆医科大学第一附属医院、新疆维吾尔自治区中医医院、新疆医科大学第五附属医院4家三级公立医院先行试点建立总药师制度，不断完善工作制度和总结改革经验。

（五）内蒙古自治区

2018年8月，内蒙古自治区卫生计生委印发了《内蒙古自治区公立医院总药师制度试点工作方案》的通知，主要从工作目标，实施范围，医院总药师职责，医院总药师任职条件，总药师选拔、任用和待遇，工作要求六个方面作出了规定。方案按照先试点、后推广的步骤，在自治区三级甲等综合医院以及锡林郭勒盟医院、阿拉善盟中心医院先行试点建立总药师制度，不断完善工作制度和总结试点经验。自2019年起，中共满洲里市人民医院、内蒙古自治区人民医院、呼伦贝尔市人民医院、内蒙古林业总医院等医院分别下发设立、聘任总药师的相关文件及通知，在医院内试点总药师制度。

（六）湖北省

2019 年 4 月，湖北省卫生健康委员会印发了《关于开展总药师制度试点申报工作的通知》，主要从总体要求、试点范围及方式、总药师的基本条件及职责、工作要求四个方面作出了规定。在全省所有的三级医院、各市（州）卫生健康行政部门及县域医共体内，按照"先试点、后推开"及"先申报、后实施"的原则，实行三级医院总药师制度试点、区域总药师制度试点、县域医共体总药师制度试点的三种形式。三级医院可在医院内试点建立总药师制度，设立总药师 1 名，按照职责范围开展工作。各市（州）卫生健康行政部门在本区域医疗机构中遴选优秀药学人才，成立区域总药师委员会，试点区域总药师制度；试点地区内的三级医院不再申报医院总药师制度试点。县（市、区）卫生健康行政部门在县域医共体内遴选 1 名总药师，并成立医共体总药师团队。试点工作坚持自愿原则，采取逐级申报，省卫生健康委员会结合申报情况确定试点地区及单位。

（七）河南省

2019 年 10 月，河南省卫生健康委员会印发了《关于实施紧密型县域医疗卫生共同体药事服务统一管理工作的通知》，通知指出在医共体内探索实施总药师制度，将总药师定位于管理型干部与学科带头人，参与医共体的经营管理，全面负责医共体药事管理工作。通过建立总药师制度，健全管理职能，明确工作职责，有效发挥总药师在药品采供管理、临床科室合理用药指导、处方审核和点评、临床药学服务等方面的作用，为医院药事管理工作提供决策支持，有效发挥医院药师的用药指导和审核监督作用，促进合理用药，为人民群众提供安全、经济、有效的药物治疗和服务。2019年11月，河南省卫生健康委员会印发了《河南省开展医院总药师制度试点工作方案》的通知，明确河南省人民医院、河南省肿瘤医院、郑州大学第一附属医院、河南省中医院成为试点单位。

（八）福建省

2019年11月，福建省卫生健康委员会印发了《关于开展公立医院总药师制度试点工作的通知》，通知下发设区市卫健委、平潭综合实验区社会事业局，委直属各医疗机构、福建医科大学、福建中医药大学各附属医院，按照自愿参加、试点先行、总结提升、有序推广的原则，选择省属三级甲等医疗机构2~3家，条件具备的设区市可按照医院自愿原则推荐1家公立医院开展医院总药师制度试点工作。2019年12月，福建省卫生健康委员会又印发了《关于确定开展总药师制度试点医院的通知》，明确在各设区市卫健委和省属公立医院推荐的基础上，经研究，决定将福建医科大学附属第一医院等 6 家医院列为总药师制度试点医院。

二、市级实施总药师制度案例

2018 年 5 月，山东省青岛市卫生健康委员会印发《公立医院设立总药师实施方案（试行）》的通知，决定在部分二级以上公立医院试点建立总药师制度，按照先试点、后推广的步骤，选择青岛市妇女儿童医院、青岛市第三人民医院、青岛西海岸新区中心医院 3 家单位先行试点建立总药师制度。同年 8 月，通过公开招聘总药师直接考核公示后，总药师正式上岗。

青岛市试点医院总药师由院长直接领导，绩效薪酬按照医院副院职待遇执行，由以前的院领导负责医院药事管理的顶层设计，药学部执行，改为总药师负责医院药事管理的顶层设计，推动药品预算管理及各药事管理环节的规范与质控，重大问题和决策经院长审核后可直接提报院办公会。通过两年发展，试点医院具体工作及成效主要体现在以下几个方面。

一是药事管理精细化。按照卫健委相关文件要求，推动门诊相关流程改造，将药学服务端口前移，合理用药管理的便捷、高效、前置、精准的目标逐步得以实现；设立临床药学科，纳入精准药学门诊、药物基因检测、药物试验机构等，推动专科能力提升；设立药事质控室，从院、科两级的角度上推动药事管理环节的优化，推动相关工作持续改进。对医院药学范畴内的各种活动进行综合管理和信息处理，上线合理用药系统，根据工作实际自定义开发、完善功能数十项，制定个性化管控措施数百项并持续优化，内容涉及购销、调剂、静脉药物配置、临床用药流程及管控等诸多方面，为医院药事管理涉及的各个方面提供全面的、及时的、可控的、灵活的管理和服务。

二是合理用药监管有效化。细化合理用药管理指标和流程，多部门联合、多渠道加强合理用药管理，把事前审核、事中监管、事后点评相结合，确保合理用药管控真正有效、落实。具体措施：开展门急诊全处方点评和病历医嘱专项点评，对重点监控品种进行专项点评，对重点人群和重点科室用药进行点评，并将点评结果及时汇总反馈给临床，督促整改落实，促进临床合理用药。同时，对抗菌药物处方、医嘱进行重点点评，通过制度落实、用药干预、质控反馈、督导整改等多措并举行动，促进临床科室抗菌药物合理应用。重视药品不良反应监测。及时收集、上报药品不良反应，将药品不良反应发生情况及时反馈给临床科室，为合理用药提供依据。

三是药事指标数字化。为强化药事管理，促进临床合理用药，药学部整合建立了针对门诊、病区等不同诊疗单元的"药事考核标准体系"，着力推行药事绩效考核。考核标准中重点包括合理用药、次均药费、基本药物占比、病区备用药管理、药品不良反应上报等，并纳入绩效考核标准，每月通过药事巡查、处方点评等实施全院考核，极大提升了医院药事管理水平。同时，药物经济学手段在药品引进与使用中逐步得到应用，为 DRGs 付费模式的正式落地奠定了良好的基础。

四是药学服务精准化。以医院进行中的药物试验机构项目为依托，积极参与慢病管理，逐步开展药物基因检测和血药浓度监测，并以此为基础，推动药师专科用药咨询门诊建设，坚持开展标准化的用药咨询业务知识培训，开展合理用药比赛，普及药物合理应用知识，改变医师陈旧的用药习惯和观念。建立标准化的药师床旁用药宣教服务流程，制作标准化的药师床旁用药指导单。同时，参与医院的多学科联合门诊，为患者提供个体化精准治疗，全面打造实时、高效、个体化、精细化的药学服务体系。

五是人才队伍建设梯队化。建立三级药师管理模式，做好责任药师、临床药师的遴选与培养，普通药师、责任药师、临床药师共同协作，促进药学工作安全、有序、高效进行。同时，2019 年 8 月，成立青岛市首家"基层药学人才培训基地"，整合全区优质医疗资源，定期组织基层药学人员进行理论和实践培训，举办高水准学术会，开展科普宣传，推动基层药学服务规范化、标准化建设，推进基层药学人才培养建设。

六是推动基层药学同质化。探索建立医疗机构"健共体"内的药学服务，实现医疗机构"健共体"内药学服务、药品信息的标准化。牵头医疗机构加强对基层医疗机构指导，通过进修规培、对口支援等方式实现医疗机构"健共体"内药学服务连续化、同质化，加强"健共体"内各级医院之间、各级医院药师之间，以及药师和社区居民之间的互联互通。同时，积极推进健共体"互联网＋药学服务"，搭建局域网络平台，对辖区内慢病人群进行健康管理。

青岛市在总结试点单位工作经验、不断完善工作制度的基础上，将逐步在全市二级以上公立医院建立总药师制度。

三、综合医院实施总药师制度案例

2013 年，首都医科大学附属北京朝阳医院在国内创立了"总药师制度"，聘任药事部主任为总药师，明确总药师职责为全面负责医院药事管理工作，指导和考核临床科室完成医院合理用药管理目标，参与医院的经营管理与决策。总药师任期五年，医院依据年度科室管理目标责任书完成情况对总药师进行年度绩效考核。

同年，北京朝阳医院党政联席会通过《北京朝阳医院总药剂师岗位职责》，将总药师定位于管理型干部与学科带头人，明确总药师职责，包括合理用药管理、药品管理、药师人才培养、学科转型与学科发展四大板块的 10 项职责。

（1）负责全院的临床合理用药工作，督促临床科室的药品使用和管理情况，负责医院合理用药指标的制定以及动态监控的完成情况，并有权利对科室按指标进行考核及实施奖惩。

（2）负责与总会计师及财务处按医院发展及经营目标制定年度的药品预算。

（3）负责建立药事管理相关的管理制度并批准各部门的标准操作规程，确保药事工作安全、规范运行。

（4）指导医院药学服务、业务技术工作，保证药事工作的顺利开展。

（5）负责医院药事管理与药物治疗学委员会的组织与协调工作，作为药学专家给予药学相关理论与各项评估的建议，负责药事委员会日常工作。

（6）负责建立药师水平考核体系和科室绩效考评指标。

（7）负责制订学科发展规划及药学人才培训计划，制订并落实科室成员培训计划。

（8）按照医院药学工作的教育方针、政策，结合本科实际情况，制订科研、教学计划及年度目标；定期检查、督促教学计划的落实情况。

（9）引进国内外先进的医院药学服务理念及技术创新，推动药事部的科室文化、技术发展，指导创新型、研究型、品牌化、信息化科室的形成。

（10）负责医院药学会、学术年会的组织管理工作。

作为全国首家设立总药师岗位的医疗机构，北京朝阳医院"摸着石头过河"采取了一系列卓有成效的举措。通过医院药学服务理念及技术创新，探索药师工作模式的转变，推动药学服务水平提升。总药师肩负药学学科发展及药师人才培养的重任。在总药师制度的运行下，北京朝阳医院药事管理改革工作亮点频出。

一是推动药师角色转型。药学部门从单纯的技术部门转型为"技术＋管理"双重职能，由被动供应保障工作向主动服务管理方向发展，建立了"调剂药师→审方药师→咨询药师→临床药师→责任药师"逐层递进的人才筛选模式，引导药师由"单纯保障型"向"以患者为中心"的临床服务型转变，推动了药事管理的垂直化、专业化和权威化。通过不断优化医院药学人员结构，药师人才队伍建设取得了积极成效，药品调剂人员占比由改革前的 68% 下降到 2019 年的56%，临床药师数量增加 1 倍，药学科研人员增加 3 倍，改革前无专职审方药师，目前审方药师 19 名，逐步实现了药学人员从药品调剂向临床药学转移，也储备了更多可以提供优质教学、科研服务的技术力量。

二是推动合理用药管理精益化。通过 7 年处方评价和合理用药管理知识与经验的积累和凝练，北京朝阳医院自主开发了合理用药智能审核软件，在全国率先全面实行全处方的前置审核，将药学服务前移扩展，从事后走向实时，全面打造实时、高效、个体化、精细化的药学服务体系，确保只有经药师审核合格的处方才可以进入到后续缴费和取药环节。通过不断探索和持续优化，目前已形成全覆盖与常态化的处方点评模式，医院处方合格率从 2013 年的 92.2% 稳定在目前的 99.7% 以上。相对于改革前，流程改造后的处方虽然接受更严格的审核，问题医嘱比例反而实现从 12.22% 到 0.40% 的下降，其中无适应证用药从 6.18% 降至 0.03%，用法用量不适宜从 4.61% 降至 0.32%，联合用药不适宜从 1.24% 降至 0.01%，禁忌证用药从 0.18% 降至 0.00%。药师通过前置审核，累计避免了 97.06% 用药风险，保障了患者的用药安全，也大大降低了不合理用药的比例。此外，药师还积极探索病历专项点评模式，对重点品种及用量异常品种进行监测，挖掘临床用药的深层次问题，并积极着手改进，逐步提高临床药物的整体治疗水平。

三是推动临床药学的门诊化。2015 年 6 月，北京朝阳医院药事部在全国率先开设"精准用药门诊"，药师发挥自身的药学专业知识，结合药物基因组学和血药浓度监测等技术，为患者深入解决用药难题，并根据个人特质和生理病理状况制订用药方案，让患者在获得稳定有效治疗方案的前提下，服用最少、最经济的药物。据精准用药门诊 2016 年 1 月至 2018 年 6 月数据显示，随机抽样调查 504 名门诊患者的血脂达标率及血压控制率分别达到 75% 和 82%，患者诊后例均减少用药 0.5 种，平均为患者节省药费 562.44 元 / 年，人均降低医疗费用 357.8 元 / 年。同时，建立用药咨询中心，作为窗口药学服务的延伸，为患者进行更为细致周到的用药指导服务。实现了患者门诊服务的全面提升，药师的价值也充分彰显。咨询中心创建了患者"门诊药历",详尽记录患者用药过程和用药感受,建立了"既看病又看药"的新模式。2019 年 6 月,为充分发挥药师作用,体现以患者为中心的服务理念,由临床药师、咨询药师、高年资主管药师以团队出诊形式,于用药咨询中心开设了四个不同专业方向的药学门诊,包括临床检查前用药管理药学门诊、药品不良反应药学门诊、呼吸慢病药学门诊、家庭营养支持药学门诊,逐步改善患者只看病不看药的状况,使更多的患者接受到专业的药学服务,有效提高了用药的安全性和有效性。

四是推动药事指标建立与考核。总药师充分发挥其基于专业基础的管理职能。以药事牵头,搭建了行政、纪检、财务、信息、临床多方联动的管理平台,逐步形成成熟的合理用药绩效考核方法。医院参考国家和北京市的药事相关指标,从工作量、成本效益、质量、服务四个维度对药事部进行绩效考核。同时,药事部制定各临床科室考核办法,按照月度、季度、半年、年度相结合的方式进行考核,根据考核结果给予相应的奖励或处罚。考核指标分为抗菌药物使用强度、门诊次均药费、住院例均药费三类,并结合医改政策要求与医院实际情况进行动态调整,如在国家药品集中采购工作后,增加中选品种成分占比是否达标。在细化具体科室的考核指标和分值时,充分考虑临床实际,依据各临床科室用药特点、患者疾病特点、疾病危重程度、上一年度用药情况(重点关注排名靠前的辅助用药)等因素进行调整。

　　五是推动药师绩效分配改革。为了激活团队高效运行，药事部从科室管理的核心环节入手，量化绩效考核与奖金分配标准，根据各部门岗位职责，将医院对药事部考核的工作量、成本效益、质量与服务四个维度按贡献值分解到药事部各部门（中心），每一部门（中心）按参与考核内容的比重与贡献获得绩效，奖金分配向一线工作人员倾斜。给予各部门（中心）绩效分配权，按岗位工作量在内部进行二次分配，促进多劳多得、优绩优酬，更加体现药师的工作价值。

　　几年的实践证实，北京朝阳医院自试行总药师制度以来，充分发挥了药师保障患者安全合理用药的职能，有效地控制了医院用药成本，医院药品费用逐年降低，从 2012 年的 10 亿元降至 2019 年的 8.7 亿元，下降 13%；门诊次均药费从 271.7 元降至 192.2 元，下降 29.3%；住院例均药费从 5 350.1 元降至 4 096.9 元，下降 23.4%；辅助用药占比从 20% 降至 0.4%。与 2012 年相比（按扣除 15% 药品加成），2013—2019 年节省的药费分别为 2.22 亿元、2.52 亿元、2.42 亿元、2.62 亿元、3.13 亿元、2.93 亿、3.21 亿元，药品费用的降低为医保支付减轻了压力。总药师制度具有较强的示范推广效应，北京朝阳医院在药学领域卓有成效的改革也受到了同行的广泛认可。

四、专科医院实施总药师制度案例

　　青岛市妇女儿童医院按照青岛市卫健委总药师制度试点

实施步骤，于 2018 年 7 月开始试点，医院通过青岛市人事局发布全国招聘简章。8 月，聘任原青岛市市立医院药学部主任担任总药师，兼任药学部主任。经过两年的试点，医院药学人员队伍得到了稳定，学科药事管理职能和药学专业技术齐头并进，"医教研"协调发展，实现了药学学科的快速跨越式发展。总结实践经验，"青岛妇儿模式"总药师的特色体现在以下几个方面。

一是整合"松散"的药学架构，原来"各自为政"的五个部门整合成药学部，建立统一管理模式。

二是统一思想，调整学科发展方向，从"以药品供应保障为主"转向"以临床药学和药学服务为主"，大幅增加临床药师数量。

三是稳定了药师队伍，提升了药师的职业荣誉感，提高了药师工作热情和积极性。

四是建立统一的药事考核标准，每月实施全院考核，提升了药学学科地位。

五是以临床药师为主，全科骨干参与不合理用药监管，成效显著。

六是以妇女和儿童两大特殊人群安全用药为目标，开设"妊娠哺乳期用药门诊"和"儿童用药门诊"，同时大力开展针对妇女和儿童的科普宣传教育，陆续开展了"安全用药走进校园系列活动""安全用药走进企业活动"等科普活动，获得了良好的社会反响；

七是医教研协调发展，与四所高校建立实习教学基地，建立药学教研室，实现高校本科生授课，取得历史性突破。

通过上述系列举措，药学学科发展获得较大幅度的提升，总药师在医院运营、学科建设等方面发挥了重要作用，获得一致好评。

五、紧密型医联体实施总药师制度案例

2017年11月，罗湖医院集团作为广东省第一批总药师试点单位，在紧密医联体内探索实施总药师制度，与综合型和专科医院总药师制度实施的组织框架和举措不同，形成了颇具特色的"罗湖模式"。

1. **罗湖模式下的总药师制度组织架构**　在医院集团内成立药事管理与临床药学委员会，由医院集团总院长任药事管理委员会主任委员，集团内各机构院长或主管药事副院长、集团总药师任委员。

委员会下设办公室，总药师任办公室主任，办公室成员由区内具有中级及以上技术职务任职资格的药学专家组成。办公室下设四个管理组，分别为药事及信息化管理组、临床药学组、社区药学组、中药组。

药事及信息化管理组负责从药品购进、验收、储存、养护、调配及使用等环节的质量管理制度入手，建立可实施、可监督、可评价、可追踪药事质量管理制度。临床药学组依托集团化管理资源优势，发挥专科临床药师作用，既参与医

院及社区药事管理、社区药学服务等工作，又承担对门诊、社康中心的社区药师规范化培训，建立基层药师岗位培训流程规范及多样化的考核评价模式。社区药学组参与家庭医师团队＋药师门诊＋慢病专项管理等；开展慢病管理全程化药学指导，针对慢病人群中老人患者多，并发症多，需要长期服药和联合用药的特点，药师在疾病筛查、宣传教育、用药档案、咨询指导、家居随访及治疗干预等方面发挥作用。中药组致力于中药产业发展，通过建立医院制剂中心和中药体验中心，展现中药传统丸、散、膏、丹剂型的优势，在中药临床药学上发挥专科医院特长，指导集团内其他医院及社区中药合理使用。

2. 建立总药师制度工作机制

（1）建立药事管理与临床药学委员会体系。按照《医疗机构药事管理规定》与医院等级评审标准，规范建立委员会。下设各工作组，建立相关工作职责、规范，完善委员会管理工作制度和体系，保证集团内各级医疗机构药事管理工作的有序开展。

（2）建立总药师及药事管理办公室成员管理机制。落实总药师作为医院集团领导成员，明确其职责和权限，保障总药师参与医院集团重要药事管理的分析和决策，发挥专业优势，提高医院集团药事管理效能。

（3）建立总药师制考评机制。对任职期间的履职情况进行评价，结合考评结果予以奖惩。

3. 主要做法

一是健全药品供应保障管理体系。建立健全集团内药品目录新增、淘汰、变更及平台采购相关制度及流程，根据不同医疗机构的诊疗特点，制定相应的药品基本供应目录。从药品购进、验收、储存、养护、调配及使用等环节的质量管理制度入手，建立可实施、可监督、可评价、可追踪的药事质量管理制度。

二是加强合理用药管理。建立集团各家医院科室合理用药管控指标体系，运用信息化集成平台，多系统、多维度的信息提示，开展处方、医嘱点评全流程管理，规范药品的使用，有效控制医疗费用的不合理增长；探索多学科联合诊疗（multi-disciplinary team, MDT）新模式，发挥集团优势，整合医疗资源，将药师纳入医疗团队，为患者提供个体化诊疗服务，促进医院相关学科专业协同发展。

三是创新社区药学服务模式。推进社区临床药师工作，立足于社区，以居民健康管理为核心，运用信息化手段对社区医师进行用药指导、干预，并对社区居民用药进行指导、干预和药品健康保健，从而实现从医院病区（门诊）到社区（居家）用药的全程化管理。推动社区临床药师参与医师团队，探索在社区卫生服务中心建立药师门诊，积极举办老年合理用药大学，开展慢病管理全程化药学指导等药学服务模式。

四是加强药学人才队伍建设。依托集团化管理资源优势，对社康中心的社区药师及面向患者的调剂药师进行规范化培训，通过建立社区药师岗位培训流程规范，根据社区药师特点、岗位需求，强化培训过程管理，建立多样的考核评价模式；运用多种教学方式，将传统教学与信息化技术紧密结合，初步建立规范化、个体化、系统化的社区药师岗位培训质量控制体系，提升药学服务水平，保证用药安全，为快速提升基层医疗实力提供药学保障。

五是推动药学学科发展。充分调动集团内上下级医疗资源，立足集团整体发展，结合集团内各级医疗机构的发展及定位，制定集团药学学科发展规划。创新药学科研能力，促进不同学科间交叉合作，提升学科发展潜力，打造集团药学学科发展模式，推动集团药学学科的持续创新与发展。

4. 工作成效

一是强化基本用药目录管理，完善药品供应保障体系建设。重整药品目录制定流程。组建集团目录制定专家组，按共同商议规则整合辖区内医院及社区服务中心目录，确定社区服务中心总目录。目前该总目录共有 1 651 个品规，其中基本药物 805 个品规，占比 48.76%。社区服务中心药品目录品规数多于区人民医院药品目录品规数，完全保证社区服务中心药品供应。为确保分级诊疗，实现上下级医疗机构用药衔接提供了保障。

二是优化药品采购流程。借助深圳市公立医院药品集团采购（GPO）改革成效，开展临床常用药品集中带量采购，减少药品流通环节，降低药品采购供应成本；建立药品采购流程信息化管理－供应链系统，通过一体化信息平台实现了药品信息互联，药品快速出入库，滞销、近效期药品及时退换，实现高效的库存管理。

三是实行慢病长处方管理。对诊断明确、病情稳定、需要长期服用治疗性药物的高血压、糖尿病、脑卒中、慢性前列腺疾病、血脂异常和脂蛋白异常血症、慢性阻塞性肺疾病、慢性肾脏疾病、慢性心力衰竭等慢性病患者，每次可开具相关治疗性药物 1 ~ 3 个月的常规用量处方。

四是创新药学服务模式，推进医院集团药学同质化管理。在医联体内构建紧密型药联体，利用信息化管理手段达到同质化管理的目标。

调剂管理：运用信息化手段，"网络药师"通过移动 APP 及电脑 PC 终端在线审核处方，保证患者用药安全；实行一体化的智能药品调配系统，制定标准操作规范（SOP），优化流程，保障药品调剂安全；研发智能发药核对系统，对调配药品进行自动核对发放，确保发放药品 100% 正确，同时可以对发药药品进行图像留存。

用药干预管理：创新自主研发基于安全用药的 4G 移动临床药师查房系统，药师实时对所有医嘱进行干预，在平板电脑上直接输入反馈意见，并可随时查询病历，实施用药干预，通过手机短信、电脑 PC 端等以危急值形式反馈给医师，在 App 上记录干预全过程，形成药物干预闭环管理。

建立医联体药学服务模式：有资质的专科临床药师下沉到社区，参与家庭医师团队，开展多种形式用药教育，参与慢病专项管理等项目，实现从医院病区（门诊）到社区（居家）用药的全程化管理。

第四章

总药师制度的实施评价及展望

第一节
总药师制度实施情况对比

　　试点省市以服务深化医药卫生体制改革、促进卫生健康事业科学发展为宗旨，坚持公开、竞争、择优原则，培养和选拔专家型和管理型药师人才担任总药师，建立了较为完备的公立医院总药师制度，保障了总药师依法行使职权，充分发挥了总药师在医院药事管理中的主导作用，促进了医院管理科学化、药品控费精细化、药师队伍专业化。

　　各试点省市根据自身情况不同，试点形式有所不同。具体试点形式主要分为以下三种。

　　一是医院层面的总药师。每家试点医院选拔一名总药师，总药师负责全院的药事管理工作，陕西省、山东青岛市、广东省（深圳罗湖医院集团除外）、新疆维吾尔自治区、内蒙古自治区、湖北省、福建省、河南省都是在医院层面设立总药师。

　　二是集团层面的总药师。北京市医院管理中心一共有22家三级公立医院，既有综合医院，又包含国内知名的专科医院，属于集团化管理。2015 年设置的总药师团队设岗位 7 个，分管不同的方向，2020 年新一届总药师委员会另外增设 4 个岗位。除北京市以外，湖北省拟开展区域总药师制度试点，各州（市）卫生健康行政部门在本区域医疗机构中遴选优秀的药学人才，成立区域总药师委员会。

三是医联体层面的总药师。广东省深圳市选取深圳市罗湖医院集团进行总药师制度试点，在医联体层面选聘"总药师"，促进药学部门工作模式转型。湖北省试点县域医共体总药师制度试点，县（市、区）卫生健康行政部门在县域医共体内部遴选，成立县域医共体总药师团队。

这三种模式都各具特色，各地可参照和借鉴，探索适合自身发展的模式。

试点省市在总药师制度试点工作的基本目标一致，任职条件根据每个地区的发展水平略有不同，主要包括基本条件、学历要求、工作能力、工作年限和综合管理能力的要求。同时，对总药师应承担的职责作了明确规定，主要包括推进医院合理用药、合理控制药品费用、参与临床路径管理、指导药学学科建设、参与医院医疗管理相关活动。

（一）工作目标

各省市总药师制度试点工作的基本目标一致，都是以深化医药卫生体制改革为引领，按照公开、公正、择优的原则，选拔具有扎实专业知识、丰富的理论和实际工作经验，熟悉药事管理法规，在行业内具有一定技术权威性和领军作用的优秀管理人才担任总药师。第一是充分发挥其在药品采供管理、临床科室合理用药指导、处方审核、药事管理和药学服务等方面的职能和作用；第二是充分了解掌握医改政策，诠释药品政策改革在医疗机构中如何发挥积极的作用，并配合医院院长进行有效的推动；第三是能够调动全员积极性，调整工作重点，解决工作难点，提升医疗机构药学管理服务能力和水平，为人民群众提供安全、有效、经济、合理的药物治疗和服务。

（二）任职条件

试点地区总药师的任职条件主要包括基本条件、学历要求、工作能力以及工作年限要求，各个省市的具体要求见表4-1。除此之外还有对综合管理能力的要求，即具备扎实的药学及医学等专业知识，较强的组织协调能力、决策能力、创新能力和药事管理能力，熟悉行业情况。

表4-1　试点省市总药师任职条件

试点地区	基本条件	学历要求	工作能力及工作年限要求	备注
北京市	热爱祖国，作风正派，办事公道，廉洁自律	大学本科及以上学历	主任药师职称，在行业内有较高声誉和影响力的市属医院在职药学人员	北京市医院管理局2015年11月印发《建立总药师团队实施方案的通知》

续表

试点地区	基本条件	学历要求	工作能力及工作年限要求	备注
陕西省	身体健康，廉洁自律，遵纪守法	三级医院:药学本科以上学历 二级医院:药学大专以上学历	三级医院:副高级以上,药事工作经历5年以上,药事管理工作不少于3年 二级医院:主管药师及以上,药事工作经历5年以上,药事管理工作2年以上	陕西省医改领导小组2017年9月《宝鸡市公立医院设立总药师实施方案(试行)》
	坚持原则,遵纪守法,廉洁自律,身体健康	大学本科以上	三级医院:高级职称,近5年从事药学工作,参与单位药事管理工作3年以上 二级医院:主管药师(或主管中药师)及以上,近5年从事药学工作,参与单位药事管理工作2年以上	陕西省医改领导小组2020年1月《关于加快推进全省二级及以上公立医院建立总药师制度试点的实施意见》
新疆维吾尔自治区	身体健康,廉洁自律,遵纪守法	药学专业本科以上学历	副高及以上,药事工作经历5年以上,药事管理工作3年以上	新疆维吾尔自治区卫生计生委2017年11月《关于开展医院总药师制度试点工作方案的通知》

试点地区	基本条件	学历要求	工作能力及工作年限要求	备注
内蒙古自治区		药学专业本科以上学历	副高及以上,药事工作经历在 10 年以上,药学部(药剂科)主任任职经历不少于 2 年	内蒙古自治区卫生计生委 2018 年 8 月《内蒙古自治区公立医院总药师制度试点工作方案》
湖北省	身体健康,作风正派	药学专业本科以上学历	高级职称,药学管理工作 5 年以上	湖北省卫生健康委员会 2019 年 4 月《关于开展总药师制度试点申报工作的通知》
福建省		药学专业硕士及以上学位	高级职称,药事工作经历 10 年以上,药学部(药剂科)主任任职经历不少于 2 年	福建省卫生健康委员会 2019 年 11 月《福建省公立医院总药师制度试点工作方案》
河南省	热爱祖国,身体健康,廉洁自律,遵纪守法	药学专业本科以上学历	高级职称,药学工作经历 10 年以上,三级医院药学部或药剂科管理工作 3 年以上	河南省卫生健康委员会 2019 年 11 月《河南省开展医院总药师制度试点工作方案》
山东省青岛市	身体健康,廉洁自律,遵纪守法	药学专业本科以上学历	副高级以上,从事药事工作经历在 10 年以上,药学部(药剂科)主任任职经历不少于 2 年	青岛市卫生计生委 2018 年 5 月《公立医院设立总药师实施方案(试行)》

（三）选拔任用原则及流程

在总药师的选拔原则上，试点省市都坚持"公开、择优"的原则。

在选拔流程方面，陕西省的省、市、县（区）公立医院总药师由所在医院按任职条件选拔推荐，同级卫生健康行政部门按照干部管理权限任用或者委派，市、县（区）公立医院总药师任用结果抄送上级卫生健康行政部门。中、省（市）属高校和企（事）业所属公立医院总药师由其主管部门按照干部管理权限任用或者委派，并分别抄送省级和同级卫生健康行政部门。

内蒙古自治区、新疆维吾尔自治区、福建省、河南省等地由医院党委在院内按照任职条件、标准、程序研究决定。青岛市除了采取院内推选的方式进行选拔，也采取全国公开招聘的方式进行选拔。

湖北省实行三级医院总药师制度试点、区域总药师制度试点、县域医共体总药师制度试点三种形式。三级医院总药师制度试点在医院内设立总药师1名；区域总药师制度试点在本区域医疗机构中遴选优秀的药学人才，成立区域总药师委员会；县域医共体总药师制度试点在县域医共体内部遴选1名总药师，并成立县域医共体总药师团队，县域医共体中含中医院的，另设1名总药师。

北京市与其他试点省市有所不同，其总药师的选拔流程是由市医院管理中心公布总药师的岗位及职责，由个人申报，经医院推荐候选人（每单位 1 名），市医院管理局组织与人力资源处、药事处联合初审确定候选人。总药师选聘采取答辩测评考核，由局领导等组成的评审委员会确定初步人选，最后由委员会确定总药师岗位最终人选。

（四）工作职责

各省在进行总药师制度试点工作时，都对总药师应承担的职责作了明确规定，主要包括以下八个方面。

1. 组织领导医院药物治疗与药事管理委员会工作，并在医院领导班子集体研究、科学决策的基础上，负责组织和落实医院药事管理工作重大事项。

2. 建立药事部门的垂直化管理模式，构建院内多学科齐抓共管的合理用药管理模式，协同医疗、护理、感控、财务、绩效、信息等部门形成合理用药管理的分工与协作模式。

3. 负责开展以合理用药为核心的临床药学工作，组织对临床科室药品使用情况的管理、监督、考核和奖惩，负责医院药品供应目录和重点监控目录的制定、调整，组织开展处方点评和重点药品监控预警，定期召开专题会议，分析通报合理用药情况，及时整改解决存在问题。

4. 探索使用先进技术，实现高质量的医师处方和医嘱审核，实现合理用药的目标；参与临床查房、重大疾病治疗方案制订、药物治疗的监测和药物疗效评价；建立满足临床需要的治疗药物监测技术及手段，提升患者治疗的有效性与安全性。

5. 在保障患者治疗的前提下，按照医院运行及成本测算的目标，制订年度药品预算并制订目标完成的规划，定期汇总分析药品使用等方面的数据和信息，合理规划药品目录结构，降低医院不合理用药的比例，实现国家关于包括基本药物使用在内的目标。

6. 提出并参与制定临床路径管理，为患者提供更安全、有效、经济的药物治疗服务，科学降低合理用药管理中人力资源的投入。

7. 指导药学学科建设，制订科研和年度培训计划，负责药学相关新理论、新技术的引进和使用，组织开展评估并提出建议。

8. 建立健全医院药学部门和药师岗位与管理目标相一致的绩效考核体系，组织开展考核和对考核结果的运用提出建议。

（五）工作要求

1. **提高认识**　在二级以上公立医院设立总药师是深化医药卫生体制改革、增强医院竞争力、提高医疗服务水平、维护人民群众健康的重要举措。相关公立医院要高度重视，抓好落实。要按照有关标准和要求，真正把政治素质高、业务能力强、具有担当精神的优秀人才选拔到总药师岗位上来。

2. **发挥作用**　总药师作为医院药学服务和药事管理的组织领导者，要切实加强药学理论实践的学习研究，充分发挥合理用药的"引领者"、安全用药的"保障者"、药事管理的"模范者"作用。

3. **细化职责**　医院要结合实际，细化总药师工作职责，进一步明确总药师的权利与责任，落实签字审核责任，保障其参与医院药事管理事项的研究决策，充分发挥专业优势，促进医院药事服务管理水平不断提升。

4. **营造氛围**　要广泛宣传设立总药师制度的政策措施、目标任务和重要意义，宣传典型经验和成效，形成良好的舆论氛围和工作环境。

5. **管理考核**　陕西省要求各市建立健全二级及以上公立医院总药师考核评估机制，将建立总药师制度落实情况作为公立医院绩效考核、大型医院巡查、医院等级评审以及医改考核的评价指标之一。卫生健康管理部门对总药师履职尽责情况，每年至少进行一次考核评估，成绩突出的给予表彰奖励，不称职的根据考评结果及时进行调整。北京市医院管理中心负责对其区域总药师工作情况进行评价。新疆维吾尔自治区要求按照干部管理权限，由任命的党委负责对医院总药师进行管理，并制定具体考核办法。山东省青岛市、内蒙古自治区、湖北省、河南省等地要求医院要根据有关规定和医院总药师职责任务，制订绩效考核方案，每年组织考核，考核结果作为绩效薪酬兑现以及留任奖惩的依据。

（六）试点范围

总药师制度试点工作基本上都是按照"先试点、后推广"的步骤，但试点范围在各个省市的情况有所不同。

北京市由北京市医院管理中心牵头在市属 22 家医院内遴选药学专家成立总药师委员会。

陕西省首先以宝鸡市作为试点，由市卫生计生局选定 10 家不同类别的二级以上公立医院作为首批试点医院（包括市级综合医院、中医院、妇幼保健院及县区综合医院）。此后试点范围扩展到至西安、榆林、安康等市。按照最新下发的文件要求，2020 年底，全省各县区至少 1 家二级及以上公立医院推行总药师制度。先期开展总药师制度试点的西安、宝鸡、榆林、安康等市率先完成二级及以上公立医院总药师制度全覆盖。

广东省积极开展省内医疗机构有关情况的摸底调查，并借鉴其他省份的试点经验，选择广州市、深圳市、佛山市共计 13 家医院机构（集团）开展第一批医院总药师制度试点工作。

新疆维吾尔自治区在确定的 4 家公立医院试点实行，包括新疆维吾尔自治区人民医院、新疆医科大学第一附属医院、新疆维吾尔自治区中医医院、新疆医科大学第五附属医院。

　　山东青岛市选择3家单位（青岛市妇女儿童医院、青岛市第三人民医院、青岛西海岸新区中心医院）先行试点总药师制度，积极总结试点单位工作经验，不断完善工作制度，逐步在全市二级以上公立医院建立总药师制度。

　　内蒙古自治区在三级甲等综合医院以及锡林郭勒盟医院、阿拉善盟中心医院按照试点先行、逐步推广的原则开展医院总药师制度试点工作。

　　湖北省本着"先试点、后推开"及"先申报、后实施"的自愿原则，在全省所有的三级医院、各市（州）卫生健康行政部门及县域医共体，开展三级医院总药师制度试点、区域总药师制度试点和县域医共体总药师制度试点。

　　河南省按照试点先行、逐步推广的原则，选择河南省人民医院、河南省肿瘤医院、郑州大学第一附属医院、河南省中医院开展医院总药师制度试点。

　　福建省按照自愿参加、试点先行、总结提升、有序推广的原则，在各设区市卫健委和省属公立医院推荐的基础上，目前福建医科大学附属第一医院、福建医科大学附属第二医院、福州市第二医院、厦门大学附属第一医院、厦门大学附属中山医院、漳州市中医院6家医院被列为总药师制度试点医院。

· · · · · · · · · · · · · · · · 第二节 · · · · · · · · · · · · · · · ·

总药师制度阶段性成果

在总药师制度实施前，随着破除"以药补医"改革的推进，部分医院没有充分认识到在不依赖药品销售为医院获得利润的情况下，如何充分利用药师队伍发挥作用，致使医院药事管理和药学服务工作有弱化和边缘化的倾向。总药师制度的实施，使医院领导层认识到药品成本的合理控制在医疗机构补偿机制转变中的意义，科学有效的合理用药管理在财政、医保、价格联动补偿机制改革促进医院健康发展中的作用，合理用药管理对于实现医师、药师社会价值和自我价值的作用。

总药师制度的建立是一个有效的抓手，巩固和加强了医院药学工作，使其工作重心进一步向临床药学和药学服务转变。但这一项制度改革的试点工作开展时间较短，成效还未完全显现。随着试点工作的持续推进，其政策效应将会逐步突显出来。总药师制度试点工作取得的阶段性成果总结如下。

（一）赋予总药师责、权、利，有力推动了医疗机构药学管理模式的转型

总药师制度的实施，赋予了总药师在医疗机构药事管理

工作中的实质性责、权、利（这里的利，更多指的是学科发展获得的机遇），确立了总药师在医疗机构用药管理中不可替代的重要地位，使医疗机构上下从思想高度和操作层面都充分认识到总药师的重要性，以及医疗机构药事管理工作的重要地位与作用；也使药学部门统一思想、坚定决心、明确职责，从思想上和行动上更加坚定了开展以药学服务为核心的药学管理工作的决心。

在总药师的管理下，临床药师通过医嘱点评、查房会诊、参与疑难病例讨论、合理用药、重点药物监测、药物治疗临床路径的制定等推进向以临床药学为中心的药学服务模式转变。同时，药师参与用药咨询、开展药学门诊、对患者定期随访等，加强了临床药师与患者的沟通，促进了医疗机构向以患者为中心的服务型管理为主的医院管理模式转变。

（二）通过合理用药管理推动药品控费，有效降低了患者药物治疗费用

开展总药师制度试点后，药学部门在全院临床科室促进合理用药和药品控费管理方面的力度进一步加大，通过监测药占比、抗菌药物使用率和使用强度、处方合格率、静脉输液使用率等，对临床科室药品使用和临床应用进行管理、监督、考核和奖惩；通过与临床科室沟通，提出合理用药建议，不断提高处方合格率。药师在防止医师过度用药和过度诊疗、保障临床用药安全方面的作用显著增强，为推动药学

部门从保障药品供应的成本科室向提供药学服务的效益科室转变提供了充足的动力。

（三）总药师担当药学管理重任，药学人才培养与学科管理工作得以加强

总药师制度肯定了药学人员在医院的地位和价值，总药师本人则担负着组织和实施药学学科管理、加强人才队伍建设的重任。在人才培养方面，部分医疗机构通过搭建博士、硕士、本科生人才梯队，建立硕博联合的科研队伍，有力推动了药学部门的转型发展。部分医疗机构重视教学相长，推动医教研同步发展。部分医疗机构通过人才引进、全国招聘和内部人才培训等举措，加强临床药师队伍建设，进一步完善了临床药师人才梯度，使药学服务工作得以健康、快速发展。

（四）激发了药学人员的积极性，促进了医疗机构药事管理的良性发展

总药师制度在实施过程中，部分医疗机构采取了建设专科药师团队，打造药师服务平台，通过社会招聘任命总药师，推动药学部全员转型等创新做法，建立了一系列的奖励激励机制，最大限度地确保了临床药师的绩效，大大提升了药学人员的工作积极性，这对于保障总药师制度的顺利推进，促进医疗机构药事管理的良性发展都具有深远意义。

（五）医疗机构药品管理趋于精细化，医保控费更加科学化

实施总药师制度后，医疗机构药学管理由传统的供应保障型管理向精细化管理转变，药师岗位梯队更加多样化，药品采购更加合理化，医保控费管理更加科学化，人才梯队更加有序化，有力推动了医疗机构药学管理工作的转型升级。

（六）医疗机构药学部门软硬件条件改善，临床药学服务技术含量不断提升

从药学服务模式来看，在实行药品零加成后，通过开展药学门诊，提供个性化用药咨询和精准用药服务，加强了药品安全管理，提高了药学部门技术含量。从硬件配置来看，医疗机构也强化了硬件设施配置，在药物基因检测、血药浓度监测、合理用药管理、处方前置审核、药物临床试验等方面发挥了重要作用，硬件设施的改善给药学服务提供了强有力的支撑。

第三节

试点地区总药师制度工作经验与特色

（一）北京统一在市医院管理中心层面设立总药师，实施效果显著

北京在市医院管理中心层面设立总药师，经市医院管理

中心授权可对市属医院药事专项工作进行检查、指导和监督，可代表市医院管理局参加国内外学术交流，总药师团队作为医院管理局药事管理智囊团，为药事管理提供决策支持。

通过成立总药师委员会，22家医院内部提供同质化服务，这些医院思路共享、资源共享、团队共享、问题共享。将总药师委员会评价结果与市属医院绩效评价体系相挂钩，完善绩效管理体系，切实发挥绩效指挥作用。立足于控制药品运营成本，节约团队人员成本，通过降低药品费用和次均费用的模式为医院创造效益。同时，在人力成本不变的情况下，通过准确定位、提高效率、持续发展产出最大效益。

北京朝阳医院将药事部门定位于"职能管理＋业务技术"，通过部门重组、流程优化和信息化改造提高效率；打破原有的职称格局，鼓励优秀药师参与部门管理，激发员工活力与潜力，增加工作队伍积极性。总药师垂直管理全院合理用药，并立足于合理用药管理模式的持续化改进，通过自主开发的合理用药智能审核软件，在全国率先全面实行全处方的前置审核，通过不断探索，目前已形成全覆盖与常态化的处方点评模式。

北京朝阳医院实行总药师制度后，平均住院日缩短，患者满意度逐步提升；通过合理用药及精准用药双轮驱动促进患者药费的下降，医保结余逐年增加；人才队伍结构优化，科室整体运行效率提高，也促进了医院总体医疗服务质量提升。

北京朝阳医院形成以慢性病精准药物治疗为特色的药学门诊，突破常规，使精准用药惠及更多患者。开展药物基因检测助力药物精准选择和药源性疾病的发现及处理，实现个体化给药；实行科室精细化管理和患者全程精细化用药管理，对用药问题早发现、早追踪、早干预；全方位治疗，消除患者多疾病、服用多药物、就诊多科室的烦恼；避免用药误区，通过药物治疗管理解决无适应证用药、重复用药、药物相互作用等问题。

正是由于北京朝阳医院"总药师制度"积累了可复制的改革经验，政府部门和更多的医疗机构越来越关注与肯定这项工作对于推动"医药分开"、促进药学服务转型、加强医疗机构药师队伍建设和药事服务管理的重要意义，更多的药师认识到"有为才能有位"，为医改过程中药事管理体系的变革注入了正能量，起到了引领和示范作用。

（二）陕西省积极开展总药师制度试点工作，成立总药师专家咨询组并强化总药师培训

2018 年 5 月，陕西省成立了全省公立医院专家咨询指导组，在省药政处的指导、协调下，参与全省总药师工作开展过程中的业务咨询、指导、评估和考核等工作。

为提升总药师专业素质与管理能力，陕西省举办总药师业务能力培训班，分别围绕医疗机构药学管理、药学服务、药事管理、合理用药等内容进行集中授课，并组织总药师到

北京朝阳医院等医疗机构实地考察学习，了解医疗机构药事部门工作情况。宝鸡市则对聘任上岗的总药师，从专业技术、管理能力和人文素养等方面开展培训，扩大视野，使其及时了解国内外药事管理进展及学术前沿，增强其履职能力。

建立总药师管理委员会，由省内外 13 名三甲医院药学学科带头人担任，从技术层面指导总药师开展工作。授予 13 家医疗机构成为"陕西省总药师培训基地"，借助"大手拉小手"的措施，实现总药师制度管理所带来的医疗机构药事管理真正的发展。

陕西省在总药师开展工作的基础上，出版了《陕西省二级及以上公立医院总药师制度工作规范及标准》。

（三）广东省在医疗集团层面设立总药师，促进集团药事工作的开展

广东省深圳市罗湖医院集团通过设立"集团总药师"作为主管医院集团与药事管理的总负责人，在集团内部合理用药与用药安全管理、药学服务标准化建设、药师人才培养、药学学科发展等方面发挥引领作用。通过设立医院集团药事管理委员会并下设办公室来强化内部控制，办公室下设临床药学组、社区药学组、药事及信息化管理组、中药组 4 个管理组，有利于提高集团医疗质量科学化、精细化管理水平，促进集团药事工作整体化、规范化发展。

深圳市罗湖医院集团大胆创新，构建医联体合理用药信息化管理新模式，创建一体化管理平台与供应商实现药品信息互联，实行慢病长处方管理，促进慢性病患者的合理用药。搭建临床用药监控系统与药师查房系统，引入"网络药师"概念，使用药干预管理更为便捷。一体化的智能药品调配系统和发药核对系统使药品调配更为准确。在用药指导管理方面，建立医联体的药学服务模式，通过社区临床药师参与家庭医生团队、开展药师门诊、慢病专项管理等，实现从医疗机构病区（门诊）到社区（居家）用药的全程化管理，为分级诊疗作出了贡献。

（四）青岛市试点采取建设专科药师团队、打造药师服务平台的方式

青岛市通过向社会招聘任命总药师，推动药学部全员转型等创新做法，设定一系列的奖励激励体制，确保临床药师的绩效，保障总药师制度的顺利推进。总药师薪酬待遇由试点医院自行研究决定，现都已落实。试点药学部主任转变为学科带头人和管理型干部相结合的综合型人才，主要负责把握医院药学最新发展前沿，注重创新，创建学科多元化发展方向；分层次、全方位加强人员培训，提升人员综合素养；打造中层团队，完善梯队建设，增强团队凝聚力和执行力；对药品、药学工作人员、药政均采取规范化管理，建立规章制度，规范工作流程；创建良好的科室文化，树立科室形

象，提升科室知晓率。

总药师制度试点过程中存在的问题

由于医院总药师制度试点工作是新医改中的探索性、创新性工作，无既往经验模式可以借鉴，不可避免地存在困难和问题，主要有以下四个方面。

（一）部分地区总药师职责划分不明晰，缺乏足够的管理决策权和影响力

总药师制度试点前，药学部（药剂科）主任在医院管理层面没有决策权和影响力，导致在医院合理用药、药品采购的政策制定、工作流程、监管考核等方面难以发挥应有的作用。总药师制度试点后，部分医院虽任命了总药师，但总药师的行政级别较任命前并未改变；同时，院领导和相应科室对总药师制度的认知不足，总药师与分管药学管理工作的副院长权利和职责划分不清；大部分医院总药师由药学部主任兼任，没有厘清总药师与药学部主任的区别，仍把医院药学工作定位为保障药品供应和药品调剂为主，忽略了临床药学学科发展，导致总药师在全院认可度不高。

（二）部分医院总药师编制待遇未落实，导致总药师工作不能顺利开展

部分医院总药师编制和待遇问题没有得到落实，影响了总药师的工作积极性，也弱化了总药师在全院药学管理工作中的权威性，直接导致总药师在工作中缺乏足够的话语权，在协调工作和推行药事管理过程中存在阻力，制度措施落实难以到位，直接影响到临床药学工作的发展，造成部分试点医院在总药师制度实施后并未带来药学管理工作的实质性改变。

（三）总药师自身技能不足，缺乏足够的管理协调能力

总药师因为承担着管理医院药学工作的重任，所以必须具备扎实的专业知识和优秀的管理协调能力，才能对医院药事管理的发展起到引领作用。目前，部分总药师还存在着宏观管理知识储备及专业技能不强的问题，不利于医院药学服务整体水平的提高。部分总药师的管理能力、沟通协调能力、决策能力和创新能力也都有待加强。

（四）总药师任职条件较高，部分偏远地区和二级医院无法推广实施

按照目前试点地区总药师的任职条件，全国偏远地区和部分地市二级医院仅有少数人员能够达到总药师的任职标

准，药学人员学历偏低、专业素质不高、管理能力欠缺、人才储备滞后等问题突出，不具备施行总药师制度的基本条件，这在很大程度上会影响总药师制度在全国尤其是部分偏远地区及二级医院的推广实施。

第五节
总药师制度的展望

过去的几年，各地围绕医院药师管理制度改革积极开拓、进取创新，取得了一些来之不易的成绩，当然，其过程中也存在一些困难和问题。其中，制度试点过程中暴露出一些涉及体制机制的问题。譬如我国众多的各级各类医疗机构隶属不同的部门，医院内部涉及药学有关管理事项分散于不同机关科室，由不同主管院长分管，在此情况下如何确定总药师身份地位、管理权限和边界，如何理清总药师与分管院长、药学部主任和医务部门关系，避免药品多头、交叉管理等问题。一句话，不同级别的综合医院、专科医院、包括医联体（医共体）在内的医疗机构总药师真正有效的实现形式是什么，如何营造真正属于总药师的空间，仍需在制度设计上和实践中不断探索、不断完善。

直面问题需要勇气，解决困难更需要智慧，办法总比困难多，我们应坚持总药师制度的发展方向不动摇，逐一突破重重难题，在实践中不断完善和发展总药师制度，在机遇与挑战中赢得未来。为了更好地推进总药师制度，可以从以下几个方面改进和完善。

（一）提高医疗机构对总药师制度及总药师的认知认可

提高医疗机构领导对总药师制度的认知度，提升总药师在医疗机构的认可度。在医疗机构做好总药师制度宣传工作，促使医疗机构领导提高认知，充分理解，重视总药师制度；明确医疗机构总药师的地位和待遇，实质性提升总药师在医疗机构的认可度。

（二）健全医疗机构总药师使用机制

总药师应是医院领导班子成员，总药师的职权要避免与其他副职重叠。明确医疗机构总药师与药学部负责人、医疗机构分管药事工作的领导之间的职责划分，落实总药师职责、权限，保障总药师参与医院重要药学管理事项讨论和决策，充分发挥专业优势，促进公立医院药事管理效能的提高。

（三）健全总药师培养机制

各地要通过学历教育与继续教育相结合、岗位锻炼与脱产集训相结合、境内学习与境外深造相结合、自主培养与合理引进相结合等多种形式，加强总药师和后备储备人才的培养培训，全面提高职业道德水平、领导能力、管理水平和专业胜任能力，实现总药师能力持续提升、后备人才储备充足、梯队建设完善。广泛宣传医院建立总药师制度的政策措施、目标任务和重要意义，树立宣传典型经验、做法和成效，形成全行业重视、支持的良好氛围。

（四）健全总药师考评机制

建立完善的总药师考评制度，对任职期间的履职情况进行评价，结合考评结果予以奖惩。总药师在加强药事管理、应用现代化管理手段与技术、提高药事管理水平、促进合理用药和经济效益方面取得显著成绩，依照国家有关规定给予奖励。总药师未能勤勉尽责，应当区别情节轻重，依照国家有关规定给予处分或处罚。

（五）强化总药师药学服务与合理用药管理方面的作用

医疗机构应赋予总药师对于不合理用药"一票否决"的权力，加大对医疗机构不合理用药的处罚力度；总药师应制订详细规划，加强合理用药，逐步控制药品费用，加速医疗机构药学部（药剂科）从药品销售盈利科室向成本管控盈利科室的快速转型。

（六）加强总药师专业能力和领导力建设，带动药师队伍整体发展

充分发挥各地总药师专家咨询团队的作用，通过在岗培训、综合医院轮训等多种方式，解决总药师专业能力不高、领导力欠缺的问题，促进总药师制度试点工作逐步走向规范。在总药师的领导和带动下，加强药师队伍自身建设，不断提升专业能力；注重外部人才引进和医院内部人才培养相结合，通过举办学习交流活动、开展培训、鼓励外出学习等多种方式，提高临床药师专业素质，为医院药学发展储备人才，带动医院药师队伍的整体发展。

（七）探索实现区域总药师制度

经过试点前期探索，分析推广过程中存在的具体问题和未来发展趋势，建设垂直化、专业化、规范化药品保障药学服务体系以及系统化的药师队伍，解决各级医疗机构存在"药学服务定位不清晰""药品供应目录不一致""药学服务能力不平衡""临床合理用药水平差距大"等问题，总药师制度未来的发展趋势将向着区域总药师制度发展。区域总药师整体协调区域内各级医疗机构药事管理和药学服务工作，协助落实区域内药学部门转型，提高药事能力和药学服务能力，督促区域内药品保障药学服务体系等工作的执行和贯彻，促进药学服务工作整体化、专业化和规范化发展。

今天是一个向改革要红利的时代，改革必然伴随新生事物的涌现。新生事物的成长需要时间积累，需要忍受孤独寂寞，迎接困难挑战。总药师制度是新医改中的新生事物和重大制度创新，让专业人干专业事、管专业事，才能成就专业事业。

改革是最大的实践。处于改革进程中的现代医院管理制度的建立，应进一步推进医院管理者专业化、职业化建设。或许未来医院会需要更多的"总师"进入医院核心管理层，总药师制度试点则仅仅是探索的开始……

第六节

总药师制度调研

对总药师制度的认识、试点工作的开展均处于探索阶段，为了总药师制度能获得长远的发展，为国家相关政策的制定献言献策，我们尝试通过调研的形式，征集本书读者对总药师制度的看法、建议，总药师制度的实施成效，以及实施过程中遇到的问题等。我们期待通过与读者的良好互动，获取更多的信息，弥补我们在书籍编撰过程中的局限，并通过对反馈信息的收集、梳理，获得更为全面的认识，以期给予读者再次呈现。请将调研表发至：zongyaoshi@126.com。

（一）总药师制度试点工作问卷调查

调查问卷

Q1 您所在省 / 自治区 / 直辖市：＿＿＿＿＿＿

Q2 您所在单位：

A. 医疗机构

B. 非医疗机构

Q3 如果您在医疗机构工作，您所在医院等级：

A. 三甲医院

B. 三级医院

C. 二级医院

D. 一级医院

Q4 您所在的科室：＿＿＿＿＿＿

Q5 您的身份：＿＿＿＿＿＿

A. 院级领导

B. 医师

C. 护士

D. 药师

E. 技师

F. 科员

其他：＿＿＿＿＿＿

Q6 您是否知晓或了解总药师制度？

A. 知晓 / 了解

B. 不知晓 / 不了解

Q7 您认为总药师的工作定位是什么？

A. 某一具体药学工作的负责人（如调剂"总药师"，PIVAS "总药师"）

B. 药学部门主任

C. 医院药事管理者（副院职待遇）

D. 医院药事管理者及药学学科带头人

Q8 您认为总药师的职责主要有哪些？（多选）

A. 合理用药管理

B. 药品年度预算

C. 药事管理制度及标准操作规程制定

D. 药事委员会日常工作

E. 科室绩效考核体系制定

F. 药学学科建设

G. 药师人才队伍培养

H. 控制药品费用，提高医保结余

I. 药学信息化建设

其他：＿＿＿＿＿＿＿＿＿

Q9 您所在医院或您认为目前多数医院中药学部门的地位是？

A. 技术科室，侧重药品供应保障、药学服务、药学科研

B. 职能科室，侧重药事管理、药事监督

C. 兼具管理职能与业务技术服务的一级职能科室

Q10 您认为医院中药学部门的地位应该是?

A. 技术科室,侧重药品供应保障、药学服务、药学科研

B. 职能科室,侧重药事管理、药事监督

C. 兼具管理职能与业务技术服务的一级职能科室

Q11 您所在医院或您认为目前多数医院合理用药管理工作中起主导地位的是?

A. 医务部门主导　　　　　　B. 药学部门主导

C. 医务部门与药学部门共同主导

Q12 您认为是否应该赋予药学部门处罚不合理处方的权力?

A. 是　　　　　　　　　　B. 否

Q13 如果选择 B 选项,您的理由是:

A. 药师能力不足　　　　　　B. 增加药师与医师的矛盾

C. 其他部门更合适　　　　　其他:＿＿＿＿＿＿＿＿

Q14 您对总药师制度有何期望?(多选,请按照重要性由大到小排序)

A. 促进临床合理用药和医疗资源高效利用

B. 药事考察指标更加细化

C. 药学服务流程优化

D. 药学信息化建设得到完善

E. 药学部门绩效考核更加合理

F. 药学人才培养体系健全

G. 提高患者对药师的认可度以及满意度

如果 Q2 所在单位为医疗机构

Q15 您所在医疗机构是否试点总药师制度？

　　A. 是

　　B. 否

　　C. 不清楚

如果选择 B 和 C，请回答 Q16 和 Q 17

Q16 推行总药师制度，您认为最大的难点是什么？（多选）

　　A. 缺少政策支持

　　B. 缺乏相关人才

　　C. 不能获得医务人员认可

　　D. 缺少经济效益

　　E. 执行力不够

　　其他：＿＿＿＿＿＿＿

Q17 您认为总药师制度是否值得推广并请说明原因？

　　A. 值得（原因：＿＿＿＿＿＿＿＿＿＿＿＿＿）

　　B. 不值得（原因：＿＿＿＿＿＿＿＿＿＿＿＿）

如果选择 A，请回答 Q18~Q23

Q18 实行总药师制度后，对您所涉及的工作是否有帮助？

　　A. 是

　　B. 否

Q19 如果选择 A，请回答在哪些方面有帮助？（多选题）

A. 合理用药管理水平提高

B. 药品费用下降

C. 医疗质量提高

D. 工作流程优化

E. 合理用药绩效考核科学、合理

F. 薪酬水平优化

G. 个人价值提升

H. 控制药品费用，提高医保结余

I. 药学信息化建设

Q20 如果选择 B，请回答您认为是由哪些原因造成的？（多选题）

A. 领导不重视　　　　　　B. 没有得到我的认可

C. 总药师能力不足　　　　D. 制度不健全、政策不完善

E. 执行力度不够　　　　　其他：＿＿＿＿＿＿＿＿

Q21 您是否支持在您所在的医疗机构继续实施总药师制度？

A. 是　　　　　　　　　　B. 否

Q22 如果选择 A，请回答您对总药师有何期望或建议？

＿＿＿＿＿＿＿＿＿＿＿＿＿＿＿＿＿＿＿＿＿＿＿＿＿＿

Q23 如果选择 B，请告诉我们原因。

＿＿＿＿＿＿＿＿＿＿＿＿＿＿＿＿＿＿＿＿＿＿＿＿＿＿

＿＿＿＿＿＿＿＿＿＿＿＿＿＿＿＿＿＿＿＿＿＿＿＿＿＿

（二）总药师制度试点工作访谈调查

本次访谈主要针对对象为：政府决策部门人员、医院院长、总药师及药事管理领域的专家学者。

访谈问卷

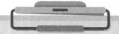

1. 您所在省份 / 自治区 / 直辖市：

2. 请问您的身份为：

　　☐ 政府决策部门人员　☐ 医院院长　☐ 总药师　☐ 专家学者

如选择"政府决策部门人员"

3. 请问您所在地区是否开展了总药师试点工作？

　　☐ 是　☐ 否

如选择"是"请回答 4～8 和 32

4. 下发总药师制度相关文件的背景和目的？

5. 推行总药师制度过程中遇到的难点？希望得到哪些支持？

6. 是否对总药师制度试点工作进行了评估？取得了哪些成效？

7. 对未来开展总药师制度试点的地区有哪些建议？

8. 下一步工作计划？是否会扩大试点范围？

如选择"否"请回答 9～11 和 32

9. 对总药师制度的看法，是否有计划推行总药师制度？

10. 若有，计划推行总药师制度的时间、范围、形式，目前做了哪些准备工作？希望得到哪些支持？

11. 若无，为什么？

如选择"医院院长"

12. 请问您所在的医疗机构是否开展了总药师制度试点工作？
　　□是　□否

如选择"是"请回答 13～19 和 32

13. 您认为总药师制度的实施是否对医院管理起到作用？起了哪些作用？

14. 是否达到了预期目标？实施过程中有哪些经验可以分享？

15. 若无，存在哪些困难？希望得到哪些支持（政策、上级主管部门、医疗机构等）？

16. 总药师在贵院的行政级别和待遇？有哪些考虑？

17. 总药师和分管副院长职责如何划分？

18. 您认为总药师和药学部主任有没有区别？区别是哪些？

19. 您认为总药师在药事管理委员会中应担任何种职务？

如选择"否"请回答 20～22 和 32

20. 为什么没有实施试点总药师制度？

21. 总药师制度还有哪些不足？

22. 总药师制度需要做哪些完善，接下来才考虑实施总药师制度？

如选择"总药师"，请回答 23～28 和 32

23. 总药师在贵院的行政级别及待遇？是否有专门的考核？

24. 是否兼任药学部主任？您认为两者之间有什么关系？

25. 作为总药师，您觉得应该从哪些方面着手开展工作？比如如何开展对临床科室药品使用的监督、管理和考核？合理用药管理？药学服务？绩效考核？学科发展？人才培养？

26. 在医疗机构药物治疗与药事管理委员会的工作中，总药师主要承担什么任务？

27. 作为总药师，您认为工作中遇到了哪些困难？希望得到哪些支持（政策、上级主管部门、医疗机构等）？

28. 您认为成为一名合格的总药师，需要具备哪些专业素养和专业技能？

如选择"专家学者"，请回答 29～32

29. 您认为以哪种形式推广总药师制度更具有可执行性，产生效果更明显？例如以医疗机构为单位，以医联体为单位，或者以市级为单位设计总药师制度。

30. 您认为总药师的定位更偏向于管理型职能还是技术型职能？

31. 您所理解的总药师和药学部（药剂科）主任有哪些方面的不同？

32. 对总药师制度的展望。

中国总药师制度专家共识（2018）

中华医学会临床药学分会

通讯作者：刘丽宏，首都医科大学附属北京朝阳医院药事部

Email：liulihong@bjcyh.com

【摘要】在公立医院卫生体制改革过程中，总药师制度的建立有利于提高药事管理精细化水平，促进医院药学学科发展，是现代化医院管理体系的一部分，也体现了制度创新。在各地区实践、多省市试点的基础上，凝练形成三级医疗机构总药师制度共识，从总药师定位、岗位职责、任职资质、任职目标等方面，对三级医疗机构总药师制度的实施路径提出政策建议，明确三级医院总药师在合理用药管理、药品管理、药学人才规划、学科转型与学科发展方面的重要工作内涵。

【关键词】总药师；制度；药事管理；现代医院管理

基金项目：国家卫生和计划生育委员会药物政策与基本药物制度司委托课题（药政〔2016〕43号）

Experts consensus on the chief pharmacist system of China (2018)

Clinical Pharmacy Branch of Chinese Medical Association

Corresponding author: Liu Lihong, Pharmacy Department, Beijing Chaoyang Hospital, Capita Medical University,

Beijing 100020, China. Email: liulihong@bjcyh.com

【 Abstract 】 During the process of the healthcare system reformation of public hospitals in China, the establishment of chief pharmacist system helps to promote the refinement of pharmacy management, and motivate the development of academic pharmacy in hospitals. Chief pharmacist system is part of the modern hospital management, also a reflection of the system innovation of healthcare system. Based on the practices and experiences in various regions and provinces, we developed our chief pharmacist system for tertiary hospitals. From the aspects of job orientation, job responsibilities, qualifications, and job expectations, we made policy suggestions on the implementation of the chief pharmacist system at tertiary hospitals, and clarified the importance of this system in rational drug use management, drug management, the development of pharmaceutical talents, disciplinary transformation, and disciplinary development.

【 Key words 】 Chief pharmacist; System; Pharmacy management; Modern hospital management

Fund program: Entrusted by National Health and Family Planning Commission Drug Policy and Basic Drug Department, (No. 〔2016〕43)

自 2009 年国家启动医药卫生体制改革以来，公立医院实施取消药品加成政策，破除"以药补医"机制，促进医院构建新的运行机制。在医疗机构中尽管药品实行零差率销售，但药品费用占医院成本支出高、比重大，在医保预算总额管理、单病种付费等医保支付制度改革下，仍是医院运营管理中不可忽视的环节。由于药品在医院运营中角色发生重大变化，过去几十年建立起来的围绕"以药品为中心"的医院规划与运行机制建设、药事管理体系、药学服务模式、药学人员队伍结构等，迫切需要改革。医改以来，越来越多的人士认识到在现行医院运行中，担负药品供应、保障、药学服务及处方审核调剂的药师需要更加权威化、专业化的管理制度。地方试点的总药师制度体现了这一探索取得的成效，受到了社会的普遍关注。

2013 年 7 月，首都医科大学附属北京朝阳医院在国内医疗机构中首家设立总药师工作岗位，明确总药师职责为全面负责医院药事管理工作，指导和考核临床科室完成医院合理用药管理目标。2015 年 11 月 10 日，北京市医院管理局设立"总药师委员会"[1]，将建立"总药师制度"纳入深化医改的整体工作，卓有成效地推进了药事工作的提升和变革。2016 年 2 月 6 日，北京市印发《北京市城市公立医院综合改革实施方案》[2]，指出探索建立总药师制度。2016 年 3 月，北京朝阳医院受国家卫生计生委药政司委托，承担"新常态下药师管理模式探索研究"课题，探讨研究设立总药师制度的必要性和可行性。2016 年 12 月 27 日，国务院发布《"十三五"深化医药卫生体制改革规划》[3]，从国家层面提出探索建立医院总药师制度。2017 年 7 月，全国药政工作会议提出积极创新大型医院药师管理制度，促进药师队伍发挥更大的作用。

国际上，总药师制度可借鉴做法不多。目前，只有我国香港特别行政区医院管理局设有总药剂师办事处，统筹负责全港公立医院药品管理、药学服务等工作。截至 2017 年底，北京、山东青岛市、广东、新疆、陕西宝鸡市的部分医院先后开展总药师制度试点工作。试点结果显示，总药师制度是现代医院管理制度的重要组成部分，有助于补齐医院运行管理结构短板；有助于提高医院药事管理精细化水平，强化药品成本控制，提高医院运营效益；有助于促进医院药学部门职能转变，带动药师队伍发展，促进医师药师紧密结合，完善医疗团队，提升医疗质量；有助于为人民提供全方位、全周期健康服务，确保用药费用合理，疗效安全可靠，增强人民群众药学服务获得感，更好地服务于"健康中国"的实施战略。因此，总药师制度是新一轮医改过程中的一项重大制度创新，各地实践为进一步从理论和制度层面完善和丰富总药师制度提供了实证研究。

为了更好梳理各地"总药师制度"做法与经验，来自试点省市的政府药政管理部门、来自全国的医疗机构药学及管理专业专家，几经论证，达成三级医院总药师制度专家共识。

一、总药师的定义

总药师作为医院药事管理和药学服务的组织者和领导者，作为药学技术权威和专业（家）行政管理者，协助院长管理药事和药学服务工作，主持医疗机构药学学科布局与发展、合理用药与用药安全管理、药品预算及控费指标制定管理、医院合理用药绩效指标体系并组织考核、药学服务标准化建设、药师人才培养及梯队建设等工作，协助提升医疗机构医疗质量管理水平，促进药事工作的整体化、专业化和规范化发展。

随着公立医院综合性改革的推进，医院对药学部门的要求从关注创收转变为关注药品成本控制，由被动药品供应保障工作向主动提高优质药学服务方向发展。为适应这一转变，部分试点地区将药学部门从医技科室向一级职能部门转变，明确医疗机构药事管理、药品控费和药学服务是医疗工作的重要内容。药学部门成为医疗机构提供药学专业技术服务的重要部门；药学人员成为参与临床治疗、促进合理用药、改善医疗质量和控制药品费用的重要成员。被赋予行政管理职责的药学部门，与医务部、护理部平行，共同成为保障医院医疗质量的行政管理部门，使其兼具职能管理与业务技术服务的双重功能。

目前，我国三级医院内部药事（学）机构设置名称、职能不一。为避免药事管理中存在多头、空头、交叉管理造成的职责不清等问题，探索试行大型医院药师管理制度，建议统筹整合分设的药学（事）部门，由总药师统一管理，直接向院长负责。根据工作需要，总药师可兼任药学（事）部主任，设常务副主任主持药学（事）部日常工作，具备调剂和药品供应功能的药剂部门作为药学（事）部的二级科室。

二、总药师的岗位职责

总药师职责包括制定及监督实施全院科室合理用药目标；根据国家及区域政策变动、医院经营目标、诊疗患者结构等因素指导确定机构药品品种结构；建立药品保障供应机制；确定优质高效的药学服务管理目标及模式、药学人才规划、学科发展方向等。

（一）全面负责全院合理用药工作

构建以合理用药为目标的多学科专家管理团队，组织协调临床药学、医务、护理、财务、信息、纪检、感染控制等多部门合作，共同完成以提高医疗质量为前提的药事管理工作目标，制定合理用药的月度、季度及年度目标和指标考核体系，并实施具有奖惩手段的绩效考核。对于医院内跨科室用药、多科室叠加用药等产生的用药纠纷具有决定权，保障患者的用药安全。

（二）负责医院药品采购预算

从医疗及医院运营角度掌握全院实际用药品种和结构，

在药品结构组成上从增加收入向确保治疗安全与提升疗效、降低费用转变，从而编制更加合理的药品采购预算，控制药品采购支出，降低医院运行成本，提高医院运营效益。将药品预算纳入医院绩效考核指标，负责将预算指标合理、有效分解，组织有关部门及各临床科室按月度完成指标任务，在保证医疗质量的前提下，合理控制药品费用。

（三）负责医院药事管理与药物治疗学委员会的组织、协调与日常管理工作

在医院药事管理与药物治疗学委员会中担任副主任委员，负责制订医疗机构合理用药管理方案，报药事会批准；在新药遴选方面，负责审核遴选原则、工作流程及药学评估指标的制定，推动药品临床综合评价结果在药品遴选工作中的应用；对医院药品、药事方面的重大决策需经总药师审核后报药事会集体讨论。

（四）组织实施基本药物制度、指导建立医院的药物治疗指导原则

规范药物治疗临床路径管理，评估监测药物临床使用，针对出现的问题提出干预和改进措施，以患者安全为中心，以循证药学和临床应用指南为依据，以合理用药为核心，形成信息收集、治疗评估、计划方案、组织实施和监测反馈的工作闭环，提升药学服务能力和水平。

（五）负责指导制订学科发展规划及药学人才发展及培训计划

建立以改善疾病药物治疗水平及提高药物治疗个体化技术为目标的学科发展方向和人才储备规划，负责向医院行政领导沟通协商按现代化医院发展规划建立药师的配备指标，并引导医院药师由单纯保障型向"以患者为中心"的临床服务型转变。指导建立科学的绩效考核和分配机制，用优厚条件吸引、留住、用好优秀药学人才。

三、总药师任职资质

为确保总药师制度的实施，发挥总药师在医院药事管理、药品成本控制、药品年度预算、合理用药管理垂直化及学科建设方面的作用，要求总药师须具备相应的任职条件。

（一）基本条件

拥护中国共产党领导，拥护社会主义制度；热爱祖国，坚持为人民服务，为"健康中国"服务。遵纪守法，廉洁自律，无违法违纪违规行为；作风正派，办事公道，具有良好的职业操守和大局意识。身体健康，热爱本职工作，求实创新，具备团队协作的奉献精神。

（二）专业能力及工作年限

热爱药学事业，具有强烈的事业心、优秀的药学专业业务能力和药物治疗选择的决策能力。熟悉药事管理工作。三级公立医院总药师应具备高级药学专业技术职称或药学专业硕士及以上学位，从事药事管理工作 5 年以上，在药学专业内有一定声誉和影响力，在省级以上的学会、协会担任重要职务者优先。

（三）综合管理能力

熟悉国家卫生健康事业方针和政策，熟悉行业情况。掌握现代化医院管理的有关知识，具备独立、全面组织、领导医院药事管理的工作能力。具备较高的、扎实的药学及医学等业务理论知识，以及较强的协调能力、决策能力、创新能力。

四、总药师选拔任用

总药师的选拔任用，由医院党委在院内按照任职条件、标准、程序研究确定。按照公开、公正、择优的原则，通过单位推选、社会招聘或特殊人才引进等方式，选拔任用具有扎实专业知识，丰富理论和实际管理经验，熟悉药事管理法规，在行业内具有一定技术权威性、学术影响力和领军作用的优秀管理人才担任，并按干部任用办法进行公示。

总药师任职一般为 5 年，医院根据有关规定和总药师职责，制定年度考核方案，考核结果作为绩效薪酬兑现以及留任奖惩的依据；工作成绩突出的，给予奖励；未能勤勉尽责，工作有失职、渎职行为或以权谋私等违法违纪行为的，将区别情节，按照有关法律法规给予严肃查处。总药师按照医院干部管理权限，每年向医院党委提交述职述廉报告。

五、总药师任职目标

（一）推动医院经营管理科学化

总药师制度是医院经营管理的理念创新、体制机制创新、发展方式创新和改革路径创新。总药师应建立起权责清晰、管理科学、治理完善、运行高效、监督有力的现代医院药品管理制度，推动公立医院药事管理更加规范化、精益化、公益化、专业化，实现药品安全有效、供应充分、价格合理、使用科学。

（二）推动科室管理专业化

指导科室职能明确，团队发展增速提质。搭建药事管理全流程制度，使工作流程标准化，行为规范化，各项工作运行得到优化。员工接受差异化管理，扬长避短，药师团队整体服务能力增强。

（三）推动合理用药管理垂直化

总药师制度下的合理用药管理工作，架构简单，责任分明，命令统一，职责明确，通过有效的激励约束机制，增强各项合理用药管理工作的贯彻，取得良好的实践效果。总药师应该发挥管理作用，协调多部门、多学科建立标准用药规范、药物治疗临床路径，建立完善的处方、医嘱审核规则，提供以合理用药为目标的优质药学服务，提高医疗质量，使药师在"以患者为中心"的多学科治疗团队中发挥重要作用。

（四）推动合理用药管理精益化

将合理用药管理措施和管理目标借信息化手段有效整合，实现对合理用药的精益化管理，实时规范医师用药行为，实现为患者有效用药、安全用药做"减法"的初衷，在保证疗效同时，降低药品费用，减少药源性疾病发生。

（五）推动药师工作临床化

总药师应指导药学部门大力推动药师工作临床化，使药师具备为患者提供全程化、专业化药学服务的能力，充分发挥药师作为合理用药"引领者"、安全用药"保障者"、经济效益"创造者"的重要作用。在帮助医院合理控制药品成本的同时，逐步提高临床药物的整体治疗水平，规范医师用药行为，使医疗质量、患者安全得到保障。

（六）推动药师指标考核绩效化

在医院绩效考核体系中，药师应与财务、绩效、医务等多部门沟通，建立与现代化医院管理目标一致的药学部门考核体系，从经济效率、服务质量、工作量与服务满意度等多维度对药事管理及药学服务工作进行考评，实施"多劳多得、优劳优酬"的绩效方案，更加体现药师的工作价值。指导药学部门内部建立以创新能力、服务质量、工作贡献为导向的药学人才评估体系，实现岗位分级、绩效分级。

（七）推动医院药学学科建设

指导科室按照新定位、新格局和新观念，加快医院药学学科建设发展步伐，形成以解决临床实际问题为目标的科学研究体系，注重与临床及基础研究的结合，推动科学研究成果的有效转化，服务于患者。

编写组组长：董家鸿（清华大学附属北京清华长庚医院）
编写组成员：赵杰（郑州大学第一附属医院）；刘丽宏（首都医科大学附属北京朝阳医院）；童荣生（四川省人民医院）；张幸国（浙江大学医学院附属第一医院北仑分院）；刘皋林（上海市第一人民医院）；陈孝（中山大学附属第一医院）；武新安（兰州大学第一医院）；侯锐钢（山西医科大学第二医院）；郭瑞臣（山东大学齐鲁医院）；姜玲（中国科学技术大学附属第一医院南区）；刘世霆（南方医科大学南方医院）；张晓坚（郑州大学第一附属医院）；文爱东（空军军医大学西京医院）；曹俊岭（北京中医药大学东直

门医院）；赵荣生（北京大学第三医院）；安卓玲（首都医科大学附属北京朝阳医院）；郭玉金（济宁市第一人民医院）；艾超（清华大学附属北京清华长庚医院）；闫岩（首都医科大学附属北京朝阳医院）

执笔：刘丽宏

致谢： 感谢以下专家在本文撰写中给予宝贵意见（以姓氏笔画为序）。马雅斌（上海市东方医院）；王宝娣（宝鸡市岐山县医院）；王建华（新疆医科大学第一附属医院）；王晓玲（首都医科大学附属北京儿童医院）；王婧雯（空军军医大学西京医院）；方晴霞（浙江省人民医院）；左燕（陕西省人民医院）；左笑丛（中南大学湘雅三医院）；石小鹏（空军军医大学西京医院）；卢晓阳（浙江大学医学院附属第一医院）；史录文（北京大学药学院）；付秀娟（吉林大学第二医院）；白旭光（陕西省第四人民医院）；冯欣（首都医科大学附属北京妇产医院）；考玉萍（陕西省中医医院）；吕永宁（华中科技大学同济医学院附属协和医院）；华国栋（北京中医药大学东方医院）；刘冬（宝鸡市中心医院）；刘鹏（中日友好医院）；刘振国（西北妇女儿童医院）；刘翠云（长春市人民医院）；闫美兴（青岛市市立医院）；汤淑斌（宝鸡市妇幼保健院）；李正翔（天津医科大学总医院）；杨晓秋（青岛西海岸新区中心医院）；吴琳（咸阳市中心医院）；吴宝成（榆林市第一医院）；吴剑坤（首都医科大学附属北京中医医院）；何琴（成都市第三人民医院）；何建伟（西安市中心医院）；宋军妹（宝鸡市人民医院）；宋金春（武汉大学人民医院）；张弋（天津市第一中心医院）；张琰（空军军医大学唐都医院）；张抗怀（西安交通大学第二附属医院）；张渭临（渭南市第一医院）；陈勇（首都医科大学附属北京朝阳医院）；陈琳（西安医学院第一附属医院）；陈云侠（铜川市人民医院）；林阳（首都医科大学附属北京安贞医院）；郑志昌（贵州医科大学附属医院）；郑英丽（中国医学科学院北京阜外医院）；郑彩虹（浙江大学医学院附属妇产科医院）、封卫毅（西安交通大学第一附属医院）；胡欣（北京医院）；胡斌（西安市第四医院）；段石顽（西安市第一医院）；贺宝霞（河南省肿瘤医院）；郭代红（中国人民解放军总医院）；席雅琳（大连市中心医院）；海鑫（哈尔滨医科大学附属第一医院）；黄品芳（福建医科大学附属第一医院）；曹舫（西安交通大学医学院附属陕西省肿瘤医院）；曹建华（青岛市第三人民医院）；龚志成（中南大学湘雅医院）；梁淑红（郑州大学第一附属医院）；葛卫红（南京大学医学院附属鼓楼医院）；鲁潘贵（宝鸡市中医医院）；蔡本志（哈尔滨医科大学附属第二医院）；裴泽军（无锡市第二人民医院）；颜晓波（青岛西海岸新区中心医院）

参考文献

[1] 北京市医院管理局.关于印发建立总药师实践方案的通知（京医管药〔2015〕40号）.（2015-11-10）[2018-01-16].http://wjw.beijing.gov.cn/.

[2] 北京市人民政府.北京市城市公立医院综合改革实施方案（京政发〔2016〕10号）.（2016-02-06）[2018-01-16]. http://www.beijing.gov.cn/zhengce/zhengcefagui/201905/t20190522_58999.html.

[3] 中华人民共和国国务院."十三五"深化医药卫生体制改革规划（国发〔2016〕78号）.（2016-12-27）[2018-01-16]. http://www.gov.cn/xinwen/2017-01/09/content_5158180.htm.

参考文献

[1] 王发强.建立现代医院管理制度的思考与建议.中国研究型医院，2016, 3(3):15-20.

[2] 吕兰婷，余浏洁.我国现代医院管理制度研究进展.中国医院管理，2018, 38(4):1-4.

[3] 方鹏骞，张霄艳，谢俏丽，等.中国特色现代医院管理制度的基本框架与发展路径.中国医院管理, 2014, 34(10):4-7.

[4] 付明卫，朱恒鹏，夏雨青.英国国家卫生保健体系改革及其对中国的启示.国际经济评论, 2016(1):70-89.

[5] 白爽.20世纪英国医院的改革历程.光明日报, 2014-12-10(016).

[6] 刘纯，尚尔宁，邵志高，等.英国医院临床药学服务模式初探.药学服务与研究, 2015, 15(5):347-350.

[7] 李铭.美国医院体制分类、管理模式及其特点.国际医药卫生导报, 2005(11):16-17.

[8] 黄二丹，李卫平.法国、澳大利亚公立医院治理分析与启示.中国卫生政策研究, 2018, 11(5):79-82.

[9] 李文青.国外医药分开方法观察.中国卫生产业, 2010, 7(7):50-51.

[10] 马洪范，辜登峰.澳大利亚医疗保障的做法、经验与启示.公共财政研究, 2017(2):21-28, 47.

[11] 邵蓉，席晓宇，裴佩，等.日本药品费用控制的措施与借鉴.中国

医疗保险 , 2020(1):78-80.

[12] 王煜昊 , 徐伟 , 王思敏 , 等 . 日本医药分业改革经验介绍及对我国的启示 . 中国卫生经济 , 2019, 38(8):93-96.

[13] 李斌 , 任荣明 . 新加坡医疗体制及公立医院改革的深层逻辑 . 医学与哲学 , 2012, 33(1):47-49.

[14] 李绍刚 , 王春玉 , 陈晓红 , 等 . 新加坡医院管理经验与启示 . 中国卫生质量管理 , 2015, 22(6):119-122.

[15] 范倩倩 , 张海莲 , 朱珠 . 新加坡的长期药品处方及其服务模式持续改进对我国的启示 . 中国药师 , 2017, 20(7):1279-1282.

[16] 周亮 . 公立医院落实党委领导下的院长负责制的路径与完善 . 中国医院管理 , 2019, 39(7):8-10.

[17] 屈建 , 刘高峰 , 朱珠 . 新中国 70 周年医院药学的发展历程与趋势（Ⅲ）. 中国医院药学杂志 , 2020, 40(2):127-136.

[18] 庄绍冰 , 何少斌 , 张一帆 , 等 . 中国药学部门名称发展史对医院药学发展的启示 . 中国医院药学杂志 , 2017, 37(9):787-791.

[19] 王发强 . 建立现代医院管理制度的思考与建议 . 中国研究型医院 , 2016, 3(3):15-20.

[20] Organisation for Economic Co-operation and Development. OECD Health Statistics 2018. [2020-1-1].http://stats.oecd.org/Index.aspx?DataSetCode=HEALTH_PROC.

[21] World Health Organization. Promoting rational use of medicines: corecomponents. [2020-1-1].http://apps.who.int/medicinedocs/pdf/h13011e/h3011e.pdf.

[22] 国家卫生健康委员会 . 2020 年中国卫生健康统计年鉴 . 北京：中国协和医科大学出版社 , 2020.

[23] 史录文 . 国家药物政策与基本药物制度管理与实践 . 北京：人民卫生出版社 , 2020.

[24] 赵军 , 胡敏芳 , 叶茂 , 等 . 关于公立医院实施总会计师制度的如干问题思考 . 中国卫生资源 , 2012, 15(4):316-317.

参考文件

[1] 北京市医院管理局关于印发建立总药师团队实施方案的通知（京医管药〔2015〕40号）

[2] 陕西省医改办、省卫计委和省中医药管理局关于在宝鸡市二级以上公立医院设立总药师试点工作的通知（陕医改办发〔2017〕14号）

[3] 陕西省医改领导小组关于加快推进全省二级及以上公立医院建立总药师制度试点的实施意见（陕医改发〔2020〕1号）

[4] 广东省卫生计生委办公室关于开展广东省第一批医院总药师制度试点工作的通知（粤卫办函〔2017〕546号）

[5] 广东省卫生计生委办公室关于加强医疗机构药事管理和药品控费推动药学服务高质量发展的通知（征求意见稿）（粤卫通〔2018〕8号）

[6] 新疆维吾尔自治区印发关于开展医院总药师制度试点工作方案的通知（新医改办发〔2017〕13号）

[7] 青岛市卫生计生委关于印发《公立医院设立总药师实施方案（试行）》的通知（青卫药政字〔2018〕3号）

[8] 内蒙古自治区卫生计生委关于印发内蒙古自治区公立医院总药师制度试点工作方案的通知（内卫计药政字〔2018〕439号）

[9] 湖北省卫生健康委关于开展总药师制度试点申报工作的通知（鄂

卫办通〔2019〕65 号）

[10] 河南省卫生健康委关于实施紧密型县域医疗卫生共同体药事服务统一管理工作的通知（豫卫药政〔2019〕17 号）

[11] 福建省卫生健康委员会关于开展公立医院总药师制度试点工作的通知（闽卫医政函〔2019〕778 号）

[12] 福建省卫生健康委员会关于确定开展总药师制度试点医院的通知（闽卫医政函〔2019〕929 号）

[13] 关于加强药事管理转变药学服务模式的通知（国卫办医发〔2017〕26 号）

[14] "十三五"深化医药卫生体制改革规划（国发〔2016〕78 号）

[15] 关于印发加强医疗机构药事管理促进合理用药的意见的通知（国卫医发〔2020〕2 号）

致谢

《中国总药师制度的探索与实践》一书从构思立意、编撰修改、修订成册到出版发行凝结了许多人的心血，也得到了众多专家、同仁、朋友的帮助。

感谢北京大学药学院史录文教授、北京朝阳医院党委副书记陈勇教授、青岛妇女儿童医院总药师闫美兴教授，他们从不同角度为此书编写提供了非常宝贵的修改意见。

感谢起草撰写《中国总药师制度专家共识（2018）》的清华长庚医院董家鸿院士、郑州大学第一附属医院赵杰教授等专家，《中国总药师制度专家共识（2018）》为本书关于总药师制度的不断深入探索提供了理论支撑。

感谢西安交通大学药学院方宇教授、北京市医院管理局药事处孔繁翠副处长、陕西省卫生健康委员会药政处李元奎、深圳市罗湖医院集团曹伟灵主任、满洲里市人民医院总药师高菊英主任等提供的总药师制度试点实施的资料，丰富了本书的内容。

感谢北京市医院管理中心、首都医科大学附属北京朝阳医院的领导给予的支持！

对北京市、陕西省、广东省、新疆维吾尔自治区、内蒙古自治区、湖北省、河南省、福建省、山东省青岛市等试点省市的药政管理部门给予的支持与帮助，一并表示感谢！